国家执业（含助理）医师

——中医考点一本通

张莹雯　吴朝妍　柯浩亮◎主编

长江出版传媒
湖北科学技术出版社

图书在版编目（CIP）数据

国家执业（含助理）医师 ： 中医考点一本通 / 张莹雯，吴朝妍， 柯浩亮主编． -- 武汉 ： 湖北科学技术出版社，2025．8．-- ISBN 978-7-5706-4357-8

Ⅰ．R2

中国国家版本馆CIP数据核字第202560HX97号

责任编辑：徐　丹

责任校对：陈雨萌　陈横宇　　　　封面设计：邓子悦　曾雅明

出版发行：湖北科学技术出版社

地　　址：武汉市雄楚大街268号（湖北出版文化城B座13—14层）

电　　话：027-87679454　　　　邮　　编：430070

印　　刷：武汉科源印刷设计有限公司　　　　邮　　编：430299

710毫米×1000毫米　1/16　8印张　130千字

2025年9月第1版　　　　2025年9月第1次印刷

定　　价：56.00元

《国家执业（含助理）医师——中医考点一本通》

编　委　会

主　编：张莹雯（武汉大学中南医院）

吴朝妍（武汉大学中南医院）

柯浩亮（武汉大学中南医院）

副主编：张亚兵（武汉大学中南医院）

彭艳芳（武汉大学中南医院）

夏玉坤（武汉大学中南医院）

王秀萍（武汉大学中南医院）

编　委：冯　欣（湖北中医药大学）

何　涛（湖北中医药大学）

谢　丹（武汉市红十字医院）

周　珍（湖北省中医院）

沈　鑫（山东第一医科大学附属省立医院）

王　任（丹江口市第一医院）

江光明（咸宁市第一人民医院）

张庆国（新疆生产建设兵团第五师中医医院）

玉苏莆·吐尔逊（新疆维吾尔自治区人民医院）

海青春（内蒙古国际蒙医医院）

邓绪楠（蕲春县人民医院）

德　庆（西藏日喀则市康马县嘎拉乡卫生院）

前　　言

执业医师资格考试是评价申请执业医师资格者是否具备从事医师工作所必需的专业知识与技能的考试。2023 年 11 月国家卫生健康委员会和医师资格考试委员会对考试大纲进行了较大的调整，主要体现在增加中医部分内容。由于考生们无既往考题做参考，因此对如何备考中医部分感到棘手。

为了帮助考生更好地掌握中医部分的考试要点，我们以最新《医师资格考试大纲》中医学部分为依据，集合武汉大学的优秀中医团队编写了这本《国家执业（含助理）医师——中医考点一本通》。本书适用于申请临床类执业（含助理）医师资格考试的考生复习应试，同时对于广大在校医学生及基层医生复习与巩固必备的中医学基本知识也具实用价值。全书内容紧扣考试大纲，按中医执业医师资格考试最新大纲进行梳理，按中医理论排列，细化到考点，层次清晰，重点明确，以求让考生心中有数，合理安排复习时间，从而更有针对性地进行重点复习，提高成绩，顺利通过考试。

本书是在各位作者的通力合作下完成的，若能对广大考生顺利通过执业资格考试有所帮助，我们将感到莫大的欣慰。本书的编写也参考了近年来出版的有关图书，在此表示衷心感谢。由于我们对于医师应试指导图书的编写工作尚缺乏成熟的经验，兼之本书成书时间仓促，书中可能存在不足之处，随着医学的不断发展与进步，执业医师考试水平也在不断的提高，我们将根据情况，对本书进行修订与完善，为促进我国执业医师综合素质的提高做出积极的贡献。我们真诚欢迎广大读者对于我们的工作提出意见和要求。祝阅读本书的读者通过努力取得优异成绩，成为合格的执业医师。

本书编写组

2025 年 2 月

目　录

第一章　中医基本特点

一、中医学的概念

中医学是以中医理论为指导，运用整体观念，对疾病进行辨证施治，结合预防、保健、康复和养生等措施，并运用独特的传统医疗技术，对患者施以治疗、调养，以保护人民健康的一门应用科学。

中医学以“形－神－环境”为医学模式，认为人类是自然界的一份子，而在生活和生产实践中，人与人又形成了多种社会关系。因此，中医学属于自然科学，同时还具有社会科学的属性。中医学在形成过程中，受古代哲学的影响，还融会了古代天文学、历法学、地理学、植物学、动物学、农学、兵学等多学科知识，是多学科相互渗透的产物。

二、中医学理论体系的主要特点

中医学理论体系的基本特点主要有两个方面，一是整体观念，二是辨证论治。

（一）整体观念

整体观念，是关于事物和现象的完整性、统一性和联系性的认识。客观世界从自然界到人类社会，任何事物都是由各种要素以一定方式构成的统一整体。整体是由其组成部分以一定的联系方式构成的。人生活在自然和社会环境中，人体的生理功能和病理变化，必然受到自然环境、社会条件的影响。

中医学的整体观念强调人体自身完整性，以及人与自然、社会环境统一性，是古典唯物辩证思想在中医学中的体现，贯穿在中医学的生理病理、病因病机、养生防治等各个环节。

1. 人体是一个有机的整体

中医学认为，人体是一个由多层次结构构成的有机整体。构成人体的各个部分之间，各个脏腑形体官窍之间，结构上不可分割，功能上相互协调、相互为用，病理上相互影响。

（1）在结构上的整体联系：包括五脏一体观、形神一体观和精气神一体观。

五脏一体观：认为人体由五脏（肝、心、脾、肺、肾）、六腑（胆、胃、小肠、大肠、膀胱、三焦）、形体（筋、脉、肉、皮、骨）、官窍（目、舌、口、鼻、耳、前阴、后阴）等构成，以五脏为中心，通过经络系统，把六腑、五体、五官、九窍、四肢百骸等全身组织器官联系成有机的整体，构成了心、肝、脾、肺、肾五个生理系统。心、肝、脾、肺、肾五个生理系统之间，具有结构的联系性和功能的统一性，相互促进，相互制约，共同维持生命活动的正常进行。

形神一体观：形体与精神是生命的两大要素，二者既相互依存，又相互制约，是一个统一的整体。形，指人的形体结构和物质基础；神，指生命活动的主宰和总体现，包括意识、思维等精神活动。形神一体观，是指形体与精神的结合与统一。正常的生命活动，形与神相互依附，不可分离。形是神的藏舍之处，神是形的生命体现。如《素问·阴阳应象大论》："人有五脏化五气，以生喜怒悲忧恐。"

精气神一体观：精、气、血、津液是构成和维持人体生命活动的基本物质，神是人体生命活动的整体表现。精、气、神为人之"三宝"。精可概括精、血、津液。如《读医随笔·气血精神论》："精有四，曰精也，血也，津也，液也。"精气神一体观，是指精可化气，气可化精，精气生神，精气养神，而神可统驭精与气，形成有机整体。

（2）在生理上相互联系：人体是以心为主宰，由脏腑、形体和官窍共同组成的结构严密、分工有序的整体。人体正常生理活动一方面要靠各脏腑组织发挥自己的功能，另一方面又要靠脏腑间相辅相成的协同作用和相反相成的制约作用，才能维持生理平衡。

（3）在病理上相互影响：由于人体脏腑组织器官之间在结构上整体联系，功能上相互为用，因而在病理上也会相互影响。内脏有病，可反映于相应的形体官窍，即所谓“有诸内者，必形诸外”。外表受邪可以内传于里，如外感寒邪内传于肺，可见恶寒无汗、咳嗽咳痰等症；脏腑病变可以相互传变，如肝气横逆，可以乘脾犯胃，导致腹痛、呕吐等脾胃功能失常的病症。中医学在分析病症的病理机制时，着眼于整体，着眼于局部病变所引起的整体病理反应，把局部病理变化与整体病理反应统一起来，既重视局部病变和与之直接相关的脏腑、经络，又不忽视病变之脏腑、经络对其他脏腑经络产生的影响。

（4）在诊断上察外知内：由于人体的局部与整体是辨证统一的，局部的变化常为全身脏腑、气血、阴阳的盛衰所致，故通过观察人体局部的变化，如望舌象、望面色、切脉象等，即可以察知人体五脏六腑、阴阳、气血的病变，从而做出正确诊断，为治疗提供可靠依据。故有“视其外应，以知其内脏，则知所病矣”（《灵枢·本藏》）。如验舌、望面、察神、切脉等由外察内的诊病方法，是中医学整体诊病思想的具体体现。

（5）在治疗上调内治外：局部病变常是整体病理变化在局部的反映，故治疗应从整体出发。如口舌生疮，中医常用清心火泻小肠热的方法进行治疗，这是因为心开窍于舌、心与小肠相表里。又如脱发、耳鸣耳聋等病症，可服用六味地黄丸等方药，通过益肾补精的方法治疗，中医学认为肾主藏精，其华在发，开窍于耳，因而肾中精气不足则耳聋、发脱，故用补益肾精方药，当能取效。正如《素问·阴阳应象大论》所说：“故善用针者，从阴引阳，从阳引阴，以右治左，以左治右。”皆为整体观念在中医治疗学上的具体应用。

2. 人与外界环境的统一性

人生活在自然界中，自然界存在着人类赖以生存的必要条件。同时，自然环境的各种变化可直接或间接地影响人体的生命活动，而人体相应地产生生理和病理上的反应。这种人与自然环境息息相关的认识，就是“天人一体观”的整体思想。人类是宇宙万物之一，与天地万物有着共同的生成本原。中国古代哲学家认为，宇宙万物是由“道”“太极”或“气”产生的。气分阴阳，以成天地。天地阴阳二气交感，万物化生。如《素问·宝命全形论》说：“天地合气，命之曰人。”“人以天地之气生，四时之法成。”自然环境的各种变化，如寒暑更替、昼夜晨昏、地域差异，必然对人体的生理和病理产生直接或间接的影响。

1）人与自然环境的统一性：自然环境主要包括自然气候和地理环境，古人以“天地”名之。人生在天地间，以自然之空气、水分、食物为生存的必要条件，而天地阴阳二气不断地运动变化，则会影响人体，出现相应的生理、病理变化，故《灵枢·岁露论》说：“人与天地相参也，与日月相应也。”

（1）自然环境对人体生理的影响：生理上，季节气候、昼夜晨昏、地区方域等能影响人的体质及生理功能。如夏季气候炎热，则人体多汗而少尿；冬季气候寒冷，则人体多尿而少汗。白天阳气趋于表，人体以活动为主；夜间阳气入于里，以睡眠为主。西北高原，寒冷而干燥，人体腠理多致密；东南沿海，温热而潮湿，人体腠理多疏松。

季节气候对人体生理的影响。《灵枢·顺气一日分为四时》中指出“春生、夏长、秋收、冬藏，是气之常也，人亦应之”。应，即适应调节之意。一年间气候变化的规律是春温、夏热、秋凉、冬寒。自然界的生物在这种规律性气候变化的影响下，出现春生、夏长、秋收、冬藏等相应的适应性变化，而人体生理也随季节气候的规律性变化而出现相应的适应性调节。如《灵枢·五癃津液别》说：“天暑衣厚则腠理开，故汗出……天寒则腠理闭，气湿不行，水下留于膀胱，则为溺与气。”这样既可保证人体水液代谢排出量的正常，又能保证人体阳气在天寒季节不过多地向外耗散。同样，气血的运行，在不同季节气候的影响下也有相应的适应性改变。《素问·脉要精微论》说：“春日浮，如鱼之游在波；夏日在肤，泛泛乎万物有余；秋日下肤，蛰虫将去；冬日在骨，蛰虫周密。”李时珍《四言举要》说：“春弦夏洪，秋毛冬石，四季和缓，是谓平脉。”人体的脉象可随季节气候的变化而有相应的春弦、夏洪、秋毛、冬石的规律性变化。

昼夜晨昏对人体生理的影响。一日之内的昼夜晨昏变化，对人体生理也有不同影响，而人体也要与之相适应。如《灵枢·顺气一日分为四时》说：“以一日分为四时，朝则为春，日中为夏，日入为秋，夜半为冬。”即是说，一昼夜的寒温变化，在幅度上虽然没有像四时季节那样明显，但同样也存在着类似春夏秋冬阴阳消长的周期变化，对人体的生理活动也有一定的影响。《素问·生气通天论》说："故阳气者，一日而主外，平旦人气生，日中而阳气隆，日西而阳气已虚，气门乃闭。"早晨阳气初生，中午阳气隆盛，至夜晚则阳气内敛，便于人体休息，恢复精力。故中医学认为"阳入于阴则寐""阳出于阴则寤"，这些反映了人体随昼夜阴阳二气盛衰变化而出现相应的调节。

地域环境对人体的影响。地域环境是人类生存环境的要素之一，主要指地势高低、地域气候、水土、物产及人文地理、风俗习惯等。地域气候的差异，地理环境和生活习惯的不同，在一定程度上也影响着人体的生理活动和脏腑功能，进而影响体质的形成。如南方多湿热，人体腠理多稀疏；北方多燥寒，人体腠理多致密。长期生活在某个地方，一旦迁居异地，常出现"水土不服"现象，但会逐渐适应。这说明地域环境对人体生理确实有一定影响，而人体也具有适应自然环境变化的能力。

（2）自然环境对人体病理的影响：人类适应自然环境的能力是有限的，如果气候变化过于剧烈或急骤，超过了人体的适应能力，或机体的调节功能失常，不能对自然环境的变化做出适应性调节时，就会导致疾病的发生。

季节气候对疾病的影响。在四时的气候变化中，每一季节都有不同的特点。因此，除了一般的疾病外，常常可发生一些季节性的多发病或时令性的流行病。如《素问·金匮真言论》说："春善病鼽衄，仲夏善病胸胁，长夏善病洞泄寒中，秋善病风疟，冬善病痹厥。"指春天多病鼻塞流涕或鼻出血，夏天多发胸胁病变，长夏（农历六月）季节多发作里寒泄泻病症，秋天多发作风疟病症，冬天则多发作关节疼痛、手足麻木逆冷病症。某些慢性疾病，常在气候剧变或季节交替时发作或加重，如痹证、咳嗽、哮喘等。

昼夜晨昏对疾病的影响。昼夜的变化，对疾病也有一定影响。一般疾病，清晨至中午，人身之气随自然界之气的阳生阴长而渐旺，故病情转轻；午后至夜晚，人身之气又随自然界之气的阳杀阴藏而渐衰，故病情加重。《灵枢·顺气一日分为四时》说："夫百病者，多以旦慧、昼安、夕加、夜甚……朝则人气始生，病气衰，故旦慧；日中人气长，长则胜邪，故安；夕则人气始衰，邪气始生，故加；夜半人气入藏，邪气独居于身，故甚也。”

地理环境对疾病的影响。如西北地区，地势高而寒冷少雨，故其病多燥寒；东南地区，地势低而温热多雨，故其病多湿热。此外，如隋代巢元方《诸病源候论·瘿候》指出瘿病的发生与“饮沙水”有关，已认识到此病与地域水质的密切关系。如《素问·异法方宜论》说：“南方者，天地所长养，阳之所盛处也，其地下，水土弱，雾露之所聚也，其民嗜酸而食胕（指腐制食物），故其民皆致理而赤色，其病挛痹。”挛痹，即湿热郁结，筋脉拘急，麻木不仁。

（3）自然环境对疾病防治的影响：由于自然环境的变化，影响着人体的生理功能和病理变化，因而在疾病的防治方面，中医学同样强调人与外在环境的统一。其治疗用药，必须适应四时季节气候以及昼夜晨昏的阴阳变化，方能获取较好的疗效。

季节气候与疾病防治：气候变化剧烈或急骤时，要“虚邪贼风，避之有时”，防止病邪侵犯人体而发病。在治疗疾病时应充分了解气候变化的规律，根据不同季节的气候特点来考虑治疗用药，春夏慎用温热，秋冬慎用寒凉，即所谓“因时制宜”。对于某些季节多发病，亦可“冬病夏治”“夏病冬治”，如冬天由于素体阳虚阴盛而发病的咳喘、骨关节痛（寒痹）等，可在夏季培补阳气；夏天由于素体阴虚阳盛而发病的心悸、瘿病等，可在冬季滋养阴气，常可收到事半功倍之效。

昼夜时辰与疾病防治：根据人体气血随自然界阴阳二气的盛衰而有相应的变化，并应时有规律地循行于经脉之中的学术思路，古代医家创立了“子午流注针法”，按日按时取穴针灸，可更有效地调理气血、协调阴阳以防治疾病。

地域环境与疾病防治：人体的生理及疾病变化受地域环境的影响，故在养生防病中，要根据地理环境的不同，采用适宜的防病治病原则和方法，即所谓“因地制宜”。中国的地理特点，是西北地势高而东南地势低，西北偏于寒凉干燥而东南偏于温热湿润，故西北少用寒凉之药而东南慎用辛热之品。

2）人与社会环境的统一性：人生活在社会环境中，必然受到社会环境的影响。人不单纯是生物个体，更是社会的一员，具备社会属性。人在其生存过程中结成了一定的社会关系，故人的社会地位、家庭状况、文化程度、人际关系等，常常影响着人的健康。

（1）社会环境对人体生理的影响：人所处的社会环境和社会背景不同，造就个人的身心功能与体质的差异。一般而言，好的社会环境，有力的社会支持，融洽的人际关系，可使人精神振奋，勇于进取，有利于身心健康；而动荡的社会环境、纠结的人际关系，可使人精神压抑，或紧张、焦虑，从而影响身心功能，危害身心健康。正如《素问·疏五过论》所言："故贵脱势，虽不中邪，精神内伤，身必败亡。始富后贫，虽不伤邪，皮焦筋屈，痿躄为挛……"社会地位及经济状况的剧烈变化，常可导致人的精神活动的不稳定，从而影响人体脏腑精气的功能而致某些身心疾病的发生。

（2）社会环境对人体病变的影响：当社会环境变化时，人的社会地位、经济条件也随之而变。一方面，剧烈、骤然变化的社会环境，对人体生理功能造成较大的影响，从而损害人的心身健康。如《素问·疏五过论》指出："尝贵后贱"可致"脱营"病变，"尝富后贫"可致"失精"病变，说明社会地位、经济状况的剧烈变化，常导致人的精神活动不稳定，从而导致某些身心疾病的发生。另一方面，随着现代社会的发展、生活水平的提高，出现了人口增长、资源减少、竞争激烈等困扰，人生观、价值观、生活方式的改变，导致精神紧张、情绪压抑、安全感低下或缺失，精神情志因素在疾病的发生和发展变化中所起的作用也越来越明显。

（3）社会环境与疾病防治的关系：社会环境的改变主要通过影响人体的精神情志活动而对人体的生理功能和疾病变化产生影响，因而预防和治疗疾病时，必须充分考虑社会因素对人体心身功能的影响，尽可能地创造有利的社会环境、获得有力的社会支持，并通过精神调摄提高对社会环境的适应能力，以维持心身健康，预防疾病的发生，并促进疾病好转。因此，中医预防和治疗疾病时，常常会考虑社会因素对机体的影响，通过精神调养提高对社会环境的适应能力，以维持心身健康。如提倡"恬淡虚无""美其食，任其服，乐其俗，高下不相慕"等。

总之，中医学的整体观念，贯穿于中医学的生理、病理、疾病诊断和防治、养生等理论体系的始终，是中医学基础理论和临床实践的指导思想。

（二）辨证论治

辨证论治是中医学认识疾病和处理疾病的基本原则，是中医认识疾病和诊治疾病独特的理论与方法，也是中医学的基本特点之一（图 1–1）。

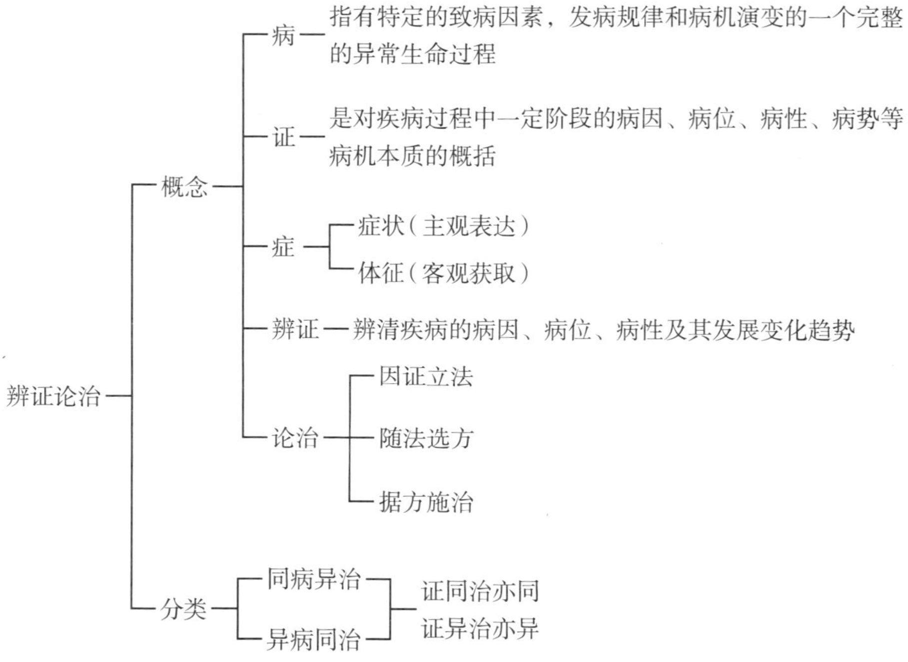

图 1–1　辨证论治思维导图

1. 病、证、症的概念

病，即疾病，是指有特定的病因、发病形式、病机、发展规律和转归的一种完整的病理过程，如感冒、麻疹、肺痈等；或指主要表现的症状或体征，如头痛、泄泻、发热、崩漏等。

证，即证候，是中医学的专用术语，是指疾病过程中表现在整体层次上的机体反应状态及其运动变化，是疾病发展过程中某一阶段或某一类型的病理概括，包括病因、病位、病性和邪正关系，反映了疾病的本质。如脾胃虚弱证，病位在脾胃，病性为虚。证具有个体差异性、时相性、空间性和动态性特征。其一，证的个体差异性。由于人的体质差异，故感受同一病邪，可能表现为不同的证。即便同一病证，由于个体反应性差异，也可以表现出不同的症状。其二，证的时相性。同一疾病，由于所处阶段不同，临床表现各异，因而证也不同，如积聚，在初期、中期和晚期的不同阶段，证会发生变化。其三，证的空间性。如感冒，与不同地域的气候有关，形成风寒证、风热证、暑湿证等。其四，证的动态性。由于疾病受内外环境多种因素影响，可不断发生变化，故证在疾病过程中并非固定不变，而是始终处于动态变化之中。

症，包括症状与体征，是机体发病而表现出来的异常表现，包括患者主观感觉到的不适，如头痛、眩晕、心烦等，与医生所诊查的各种体征，如舌象、脉象、面色等。症是判断疾病、辨识证的主要依据，但其表现的是疾病的表面现象甚至假象，所以未必能完全反映疾病和证的本质。同一个症状，可由不同的致病因素引起，其病机不尽相同，也可见于不同的疾病和证中。孤立的症状或体征不能反映疾病或证的本质，因而不能作为治疗的依据。

病、证、症三者既有区别又有联系。病与证，虽然都是对疾病本质的认识，但病所反映的重点是贯穿疾病全过程的基本矛盾，而证反映的重点是当前阶段的主要矛盾。症状和体征是病和证的基本要素，疾病和证候都由症状和体征构成。有内在联系的症状和体征组合在一起即构成证候，反映疾病某一阶段或某一类型的病变本质；各阶段或类型的证候贯穿并叠合起来，便是疾病的全过程。一种疾病由不同的证候组成，而同一证候又可见于不同的疾病过程中。

2. 辨证论治的内涵

1）辨证：是根据四诊（望、闻、问、切）所收集的资料，运用中医学理论分析综合，辨清疾病的病因、性质、部位，以及邪正之间的关系，概括和判断为某种性质的证。

（1）辨病因：即探求疾病发生的原因。根据中医病因理论分析疾病的症状和体征，探求疾病发生的原因和机制。某些病因，如外伤、虫兽咬伤等可直接观察或通过询问病史了解。然而，临床很多疾病，不能直接找到病因，只能“辨证求因”，根据疾病的临床表现，推断病因病机特点以确定证。

（2）辨病位：即分析、判别以确定疾病之所在部位。不同的致病因素侵袭人体不同的部位，引起不同的病证。如外感病邪侵袭人体皮肤肌腠，称为“表证”；情志内伤、饮食不节、劳逸失度，直接损伤脏腑精气，称为“里证”；咳嗽咯痰，病位多在肺，腹胀便溏，病位多在脾。辨明病变部位，便可推知致病邪气的属性。如水肿病，若全身水肿而以头面、眼睑明显者，属外感风邪所致，称为“风水”，病在表，治当解表发汗；若腰部以下水肿，以下肢为重者，多为脾肾功能失调所致，病在里，治当温肾健脾利尿。

（3）辨病性：即确定疾病的虚实寒热之性。疾病是邪气作用于人体，人体正气奋起抗邪而引起邪正斗争的结果，邪正盛衰决定病证的虚实，故《素问·通评虚实论》说：“邪气盛则实，精气夺则虚。”病因性质和机体阴阳失调决定病证的寒热，外感寒邪，或阴盛阳虚，则见“寒证”；外感热邪，或阳盛阴虚，则见“热证”。

（4）辨病势：即辨明疾病的发展变化趋势及转归。疾病一般都有一定发展变化规律。如《伤寒论》把外感热病分为6个阶段，以六经表示其不同的阶段和发展趋势；《温病学》则用卫气营血和上中下三焦表示温热病和湿热病的传变规律；对内伤杂病的传变，《黄帝内经》用五行的生克乘侮规律来表述。现在趋向于以脏腑之间的相互关系和精气血津液之间的相互影响来表达。掌握疾病的传变规律，可洞察疾病变化及转归的全局，预测在疾病进程中证候的演变，从而提高辨证的准确性。

2）论治：又称施治，是根据辨证的结果确立相应的治疗原则和方法及方药，选择适当的治疗手段和措施来处理疾病的思维和实践过程。一般包括以下几个步骤。

（1）因证立法：即依据证候而确立治则治法。证是辨证的结果，也是论治的依据。只有确立疾病某阶段或某类型的证，才能针对该证的性质确定具体的治疗方法。如风寒表证，当用辛温解表法；风热表证，当用辛凉解表法。

（2）随法选方：即依据治则治法选择相应的处方。处方，是在确定治疗手段的基础上，依据治法的要求，确定具体的治疗方案。如选用药物疗法，应开出符合治法要求的方剂及其药物组成，并注明剂量、煎煮或制作、服用方法等。若选用针灸疗法，应开出符合治法要求的穴位配方以及针灸手法、刺激量、刺激时间等。

（3）据方施治：即按照处方，对治疗方法予以实施。针灸、按摩、正骨等手法的治疗实施一般应由医务人员执行，某些情况下可由医生指导患者自己执行。

3. 辨证与论治的相互关系

辨证和论治是诊治疾病过程中相互联系不可分离的两部分。辨证是决定治疗的前提和依据，论治是治疗的手段和方法。通过论治的效果可以检验辨证的正确与否。辨证论治的过程，就是认识疾病和解决疾病的过程，是理论与实践相结合的体现，是理、法、方、药理论体系在临床上的具体应用，也是中医临床诊治的基本原则。

4. 辨证论治的特点

1）病证结合：即辨证与辨病相结合。疾病是一个病理过程或病理表现，证候是疾病过程中的某一阶段或某一类型的整体反应。辨病能把握疾病的整体变化；辨证则能把握疾病阶段的特殊性，使治疗更有针对性。中医在临床实践中，十分重视辨病与辨证的结合。首先运用辨病思维来确诊疾病，对某一疾病的病因、病变规律和转归预后有一个总体的认识；再运用辨证思维，根据该病当时的临床表现和检查结果，来辨析其目前处于病变的哪一阶段或是哪一类型，从而确立其当时的“证候”；然后根据“证候”来确定治则治法和处方遣药。此即通常所说的“以辨病为先，以辨证为主”的临床诊治原则。

2）病治异同：包括同病异治与异病同治，体现了个体化诊治的重要性。

（1）同病异治：是指相同的疾病，由于发病的时间、地区以及患病机体的反应不同，或处于疾病不同的发展阶段，或类型不同，即表现出的证候不同，因而治疗也就有异。如感冒，因外感邪气不同，则有风寒感冒与风热感冒之别。治疗风寒感冒需要疏风散寒、辛温解表，以麻黄汤或桂枝汤加减治疗；治疗风热感冒则应当疏风清热、辛凉解表，以银翘散或桑菊饮加减治疗。又如麻疹在不同的疾病阶段表现为不同的证，故初期解表透疹，中期清肺热，后期滋养肺阴、胃阴等。

（2）异病同治：是指不同的疾病在其发展过程中出现了相同的病理状态（证），则采取相同的方法进行治疗。如胁痛、胃脘痛，以及乳癖、瘿瘤等不同疾病，在其过程中出现肝气郁结、因情志刺激加重等证候时，则皆可用疏肝解郁法，选择逍遥散或柴胡疏肝散加减治疗，又如胃下垂、肾下垂、子宫脱垂、久泻脱肛等不同的病，在其发展变化过程中，如果表现为"中气下陷"的证候，都可用补气升提的方法进行治疗。

因此，中医学对疾病治疗的着眼点是证，即所谓"证同治亦同，证异治亦异"，这是辨证论治的精神实质。

三、知识点归纳

中医学形成的标志：四大经典《黄帝内经》《难经》《伤寒杂病论》《神农本草经》等医学专著的成书，标志着中医学理论体系的初步形成。

《黄帝内经》简称《内经》，是现存最早的中医学经典著作，为中医学理论体系的形成奠定了基础。

《内经》分为《素问》《灵枢》，约成书于战国至秦汉时期。

《伤寒杂病论》后世分为《伤寒论》与《金匮要略》，是中医学第一部辨证论治的专著，标志中医临床医学走向成熟。作者：张仲景。

《神农本草经》简称《本草经》或《本经》，是中国现存最早的中药学专著，收录药物365种，根据养生、治病、药物毒性，将中药分为上、中、下三品，为中药学"四气五味"药性理论、"七情和合"药物配伍理论奠定了基础。

四气五味，是指中药的药性和味道。"四性"指寒、凉、温、热；"五味"指酸、苦、甘、辛、咸。

中药七情和合：①单行。单用一味药来治疗某种疾病。②相须。两种功效类似的药物配合应用，可以增强原有药物的功效。③相使。以一种药物为主，另一种药物为辅，两药合用，辅药可以提高主药的功效。④相畏。一种药物的毒副作用能被另一种药物所抑制。⑤相杀。一种药物能够消除另一种药物的毒副作用。⑥相恶。一种药物能破坏另一种药物的功效。⑦相反。两种药物同用能产生剧烈的毒副作用。

魏晋隋唐时期

第一部脉学专著——晋·王叔和《脉经》。

第一部针灸学专著——晋·皇甫谧《针灸甲乙经》。

第一部病因病机证候学专著——隋·巢元方《诸病源候论》。

第一部医学百科全书——唐·孙思邈《备急千金要方》《千金翼方》。孙思邈被后世尊称为药王，他提出“大医精诚”，不分“贵贱贫富，长幼妍蚩，怨亲善友，华夷愚智”，皆一视同仁。声言“人命至重，有贵千金”，被西方称之为“医学论之父”。

《肘后备急方》——东晋·葛洪。

宋金元时期

宋·陈无择《三因极一病证方论》中三因学说：外感六淫、七情内伤、不内外因。

北宋·钱乙《小儿药证直诀》。

金元四大家如下。

刘完素：火热理论——寒凉派；张从正：功邪理论——攻邪派；

李杲：脾胃理论——补土派；朱震亨：滋阴理论——滋阴派。

明清时期

温病四大家：吴有性（字又可）——《温疫论》——“戾气”说；叶桂（字天士）——《温热论》——“温邪上受，首先犯肺，逆传心包”——卫气营血辨证；薛雪（字生白）——《温热条辨》——对温热病做出一定贡献；吴瑭（字鞠通）——《温病条辨》——三焦辨证。

明代，李时珍著《本草纲目》为驰名中外的中药学巨著。

明清医家王清任著《医林改错》改正了古医籍中在人体解剖方面的某些错误。

中医学理论体系的主要特点

1. 整体观念：人体自身及人与环境之间联系性和统一性的思想。

内容：①人是一个有机的整体；②人与自然环境的统一性；③人与社会环境的统一性。

2. 辨证论治

病：是对疾病全过程的一个结论名称，如感冒。

证：是对现阶段病理原因的概括，如肝阳上亢。

症：就是疾病症状和体征的一种表现，如恶寒发热。

症是证的感觉表现，证是病的某一特定阶段病理变化的实质，病就是各阶段或类型的证贯穿并叠合起来的全过程。病由不同的证组成，而同一证可以是不同的病。

（1）同病异治：同一种病，反映的证不同，因而治疗也不同。

（2）异病同治：不同的病，表现相同的证，因而采用大致相同的治法和方药。

第二章　阴阳学说

阴阳学说（图 2–1）是在气一元论的基础上建立起来的中国古代的朴素的对立统一理论，属于中国古代唯物论和辩证法范畴，体现出中华民族辩证思维的特殊精神。阴阳学说认为，世界是物质性的整体，宇宙间一切事物不仅其内部存在着阴阳的对立统一，而且其发生、发展和变化都是阴阳二气对立统一的结果。将阴阳学说应用于中医学，促进了中医学理论体系的形成和发展，中医学的阴阳学说是中医学理论体系的基础之一和重要组成部分，是理解和掌握中医学理论体系的一把钥匙。中医学用阴阳学说阐明生命的起源和本质，人体的生理功能、病理变化，疾病的诊断和防治的根本规律，贯穿于中医的理、法、方、药，长期以来，一直有效地指导着实践。

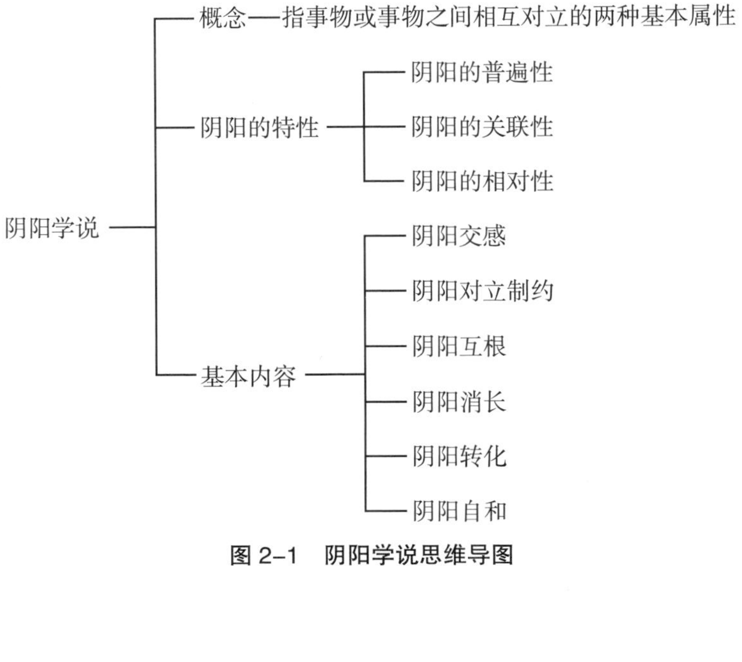

图 2–1　阴阳学说思维导图

一、阴阳的基本概念

（一）阴阳的含义

1. 阴阳的哲学含义

阴阳是中国古代哲学的基本范畴。气一物两体，分为阴阳。阴阳是气本身所具有的对立统一属性，含有对立统一的意思，所谓“阴阳者，一分为二也”（《类经·阴阳类》）。阴和阳之间有着既对立又统一的辩证关系。阴阳的对立统一是宇宙的总规律：阴阳不仅贯穿于中国古代哲学，而且与天文、历算、医学、农学等具体学科相结合，并成为各门具体学科的理论基础，促进了各门具体学科的发展。阴阳的对立、互根、消长和转化构成了阴阳的矛盾运动，成为阴阳学说的基本内容。

2. 阴阳的医学含义

阴阳范畴引入医学领域，成为中医学理论体系的基石，成为基本的医学概念。在中医学中，阴阳是自然界的根本规律，是标示事物内在本质属性和性态特征的范畴，既标示两种对立特定的属性，如明与暗、表与里、寒与热等，又标示两种对立的特定的运动趋向或状态，如动与静、上与下、内与外、迟与数等。

总之，事物和现象相互对立方面的阴阳属性，是相比较而言的，是由其性质、位置、趋势等方面所决定的。阴阳是抽象的属性概念而不是具体事物的实体概念，是一对关系范畴，它表示各种物质特性之间的对立统一关系。

（二）阴阳的普遍性、相对性和关联性

1. 阴阳的普遍性

阴阳的对立统一是天地万物运动变化的总规律，“阴阳者，天地之道也，万物之纲纪，变化之父母，生杀之本始”（《素问·阴阳应象大论》）。不论是空间还是时间，从宇宙间天地的回旋到万物的产生和消失都是阴阳作用的结果。凡属相互关联的事物或现象，或同一事物的内部，都可以用阴阳来概括，分析其各自的属性，如天与地、动与静、水与火、出与入等。

2. 阴阳的相对性

具体事物的阴阳属性，并不是绝对的，而是相对的。也就是说，随着时间的推移或所运用范围的不同，事物的性质或对立面改变了，则其阴阳属性也就要随之而改变。所以说“阴阳二字，固以对待而言，所指无定在”(《局方发挥》)。

阴阳这种相对性表现在以下方面。

(1)相互转化性：在一定条件下，阴和阳之间可以相互转化，阴可以转化为阳，阳也可以转化为阴。如寒证和热证的转化，病变的寒热性质变了，其阴阳属性也随之改变。在人体气化运动过程中，生命物质和生理功能之间，物质属阴，功能属阳。二者在生理条件下，是可以互相转化的，物质可以转化为功能，功能也可以转化为物质。如果没有这种物质和功能之间的相互转化，生命活动就不能正常进行。

(2)无限可分性：阴阳的无限可分性即阴中有阳，阳中有阴，阴阳之中复有阴阳，不断地一分为二，以至无穷。如，昼为阳，夜为阴。而上午为阳中之阳，下午则为阳中之阴；前半夜为阴中之阴，后半夜则为阴中之阳。随着对立面的改变，阴阳之中又可以再分阴阳。

自然界任何相互关联的事物都可以概括为阴和阳两类，任何一种事物内部又可分为阴和阳两个方面，而每一事物中的阴或阳的任何一方，还可以再分阴阳。事物这种相互对立又相互联系的现象，在自然界中是无穷无尽的。所以说：“阴阳者，数之可十，推之可百，数之可千，推之可万,万之大不可胜数，然其要一也”(《素问·阴阳离合论》)。这种阴阳属性的相对性，不但说明了事物或现象阴阳属性的规律性、复杂性，也说明了阴阳概括事物或现象的广泛性，即每一事物或现象都包含着阴阳，都是一分为二的。

3. 阴阳的关联性

阴阳的关联性指阴阳所分析的事物或现象，应是在同一范畴、同一层次，即相关的基础之上的。只有相互关联的一对事物，或一个事物的两个方面，才能构成一对矛盾，才能用阴阳来说明，如天与地、昼与夜、寒与热等。如果不具有这种相互关联性的事物，并不是统一体的对立双方，不能构成一对矛盾，就不能用阴阳来说明。

（三）划分事物或现象阴阳属性的标准

“水火者，阴阳之征兆也”（《素问·阴阳应象大论》）。中医学以水火作为阴阳的征象，水为阴，火为阳，反映了阴阳的基本特性。如水性寒而就下，火性热而炎上。其运动状态，水比火相对静，火较水相对动，寒热、上下、动静，如此推演下去，即可以用来说明事物的阴阳属性。划分事物或现象阴阳属性的标准是：凡属于运动的、外向的、上升的、温热的、明亮的、功能的……属于阳的范畴；静止的、内在的、下降的、寒凉的、晦暗的、物质的……属于阴的范畴。由此可见，阴阳的基本特性，是划分事物和现象阴阳属性的依据。

（四）气与阴阳

中医古代哲学气一元论认为，气是世界的本原物质，气一物两体，分为阴气和阳气。阴阳是气的固有属性。气的运动是阴阳的对立统一运动。中医学认为，气是构成人体和维持人体生命活动的物质基础。人体之气按阴阳特性可分为阴阳两类，对人体具有温煦推动作用的气称为阳气，对人体具有营养滋润作用的气称为阴气。气的阴阳对立统一运动是生命运动的根本规律。

二、阴阳学说的基本内容

阴阳学说的基本内容见图 2–2。

（一）阴阳对立制约

对立是指处于一个统一体的矛盾双方的互相排斥、互相斗争。阴阳对立是阴阳双方的互相排斥、互相斗争。阴阳学说认为，阴阳双方的对立是绝对的，如天与地、上与下、内与外、动与静、升与降、出与入、昼与夜、明与暗、寒与热、虚与实、散与聚等。万事万物都是阴阳对立的统一。阴阳的对立统一是“阴阳者，一分为二也”的实质。

阴阳两个方面的相互对立，主要表现在它们之间的相互制约、相互斗争。阴与阳相互制约和相互斗争的结果取得了统一，即取得了动态平衡。只有维持这种关系，事物才能正常发展变化，人体才能维持正常的生理状态；否则，事物的发展变化就会遭到破坏，人体就会发生疾病。

- 阴阳学说
  - 阴阳交感
    - 阴阳交感是宇宙万物赖以生成和变化的根源
    - 阴阳交感是事物和现象发展变化的动力
  - 阴阳对立制约
    - 对立相反是阴阳的基本属性
    - 阴阳相互制约是自然界四时寒暑往复变化的根源
  - 阴阳互根——阴阳互根的形式，通过阴阳互藏、互为根本而发挥作用
    - 阴阳互藏
      - “地气上为云，天气下为雨”
      - “水火互藏其根，故心能下交，肾能上摄”
    - 互为根本——阳的根本在阴，阴的根本在阳，双方互为存在的前提。互为根本的阴阳双方具有相互滋生、促进和助长的作用
  - 阴阳消长
    - 阴阳互为消长
    - 阴阳同消同长
    - 阴阳消长的根本原因，在于阴阳之间对立制约与互藏互根关系的变化
  - 阴阳转化
    - 阴阳互藏互根是阴阳转化的内在根据
    - 阴阳消长是发生转化的前提
    - 阴阳消长变化发展到“极”期是转化的条件，阴阳双方的消长运动发展到超过一定的限度，则该事物的属性会发生转化
  - 阴阳自和——指阴阳双方自动维持和自动恢复其协调稳定状态的能力和趋势

图 2-2　阴阳学说的基本内容

在人体，生命现象的主要矛盾，是生命发展的动力，贯穿于生命过程的始终。用阴阳来表述这种矛盾，就生命物质的结构和功能而言，则生命物质为阴（精），生命功能为阳（气）。其运动转化过程则是阳化气，阴成形。生命就是生命形体的气化运动。气化运动的本质就是阴精与阳气、化气与成形的矛盾运动，

即阴阳的对立统一。阴阳在对立斗争中，取得了统一，维持着动态平衡状态，即所谓“阴平阳秘”，机体才能进行正常的生命活动。有斗争就要有胜负，如果阴阳的对立斗争激化，动态平衡被打破，出现阴阳胜负、阴阳失调，就会导致疾病的发生。

总之，阴阳的对立是用阴阳说明事物或现象相互对立的两个方面及其相互制约的关系。

（二）阴阳互根

互根指相互对立的事物之间的相互依存、相互依赖，任何一方都不能脱离另一方而单独存在。阴阳互根，是阴阳之间的相互依存，互为根据和条件。阴阳双方均以对方的存在为自身存在的前提和条件。阴阳所代表的性质或状态，如天与地、上与下、动与静、寒与热、虚与实、散与聚等，不仅互相排斥，而且互为存在的条件。阳根于阴，阴根于阳，无阳则阴无以生，无阴则阳无以化。阳蕴含于阴之中，阴蕴含于阳之中。阴阳一分为二，又合二为一，对立又统一。

1. 阴阳互根是确定事物属性的依据

分析事物的阴阳属性，不仅要注意其差异性，而且还要注意其统一性，即相互关联性，从差异中寻找统一。双方共处于一个统一体中，才能运用阴阳来分析说明。如上属阳，下属阴，没有上之属阳，也就无所谓下之属阴；没有下之属阴，也就无所谓上之属阳。昼属阳，夜属阴，没有昼之属阳，就无所谓夜之属阴；没有夜之属阴，也就没有昼之属阳。热属阳，寒属阴，没有热之属阳，也就无所谓寒之属阴；没有寒之属阴，也就没有热之属阳。所以说，阳依赖于阴，阴依赖于阳，每一方都以其对立的另一方为自己存在的条件。如果事物不具有相互依存的关联性，并不是统一体的对立双方，就无法分析其阴阳属性，也就不能用阴阳来说明了。

2. 阴阳互根是事物发展变化的条件

因为阳根于阴，阴根于阳，阴与阳相互依赖，缺少任何一方，则另一方也就不复存在了。所以事物的发展变化，阴阳二者是缺一不可的。如就个体的生理活动而言，在物质与功能之间、物质与物质之间、功能与功能之间，均存在着阴阳互根的关系。物质属阴，功能属阳，物质是生命的物质基础，功能是生命的主要标志。物质是功能的基础，功能则是物质的反映。脏腑功能活动健全，就会不断地促进营养物质的化生，而营养物质充足，又能保护脏腑功能活动的平衡。平衡是中国古代整体思维形态之一。平衡，又称中和、中道。平衡思维的基本特征是注重事物的均衡性、适度性。平衡思维在中医学中作为科学形态，用以论述生命运动的规律。无过无不及谓之平衡，过或不及谓之失衡。阴阳消长稳定在一定范围内，人体与环境之间，才能保持正常的平衡状态。如阴阳消长超越了一定的限度（指维持平衡的限度，即条件），则平衡被打破，在自然界则引起灾害，在人体则引起疾病。

就人体生理活动而言，各种功能活动（阳）的产生，必然要消耗一定的营养物质（阴），这就是"阳长阴消"的过程；而各种营养物质（阴）的化生，又必然消耗一定的能量（阳）。

3. 阴阳互根是阴阳相互转化的内在根据

因为阴阳代表着相互关联的事物的双方或一个事物内部对立的两个方面，因而阴和阳在一定条件下，可以向各自相反的方面转化。阴阳在一定条件下的相互转化，也是以它们的相互依存、相互为根的关系为基础的。因为阴阳对立的双方没有相互联结、相互依存的关系，也就不可能向着和自己相反的方向转化。

（三）阴阳消长

消长，增减、盛衰之谓。阴阳消长，是阴阳对立双方的增减、盛衰、进退的运动变化。阴阳对立双方不是处于静止不变的状态，而是始终处于此盛彼衰、此增彼减、此进彼退的运动变化之中。其消长规律为阳消阴长，阴消阳长。阴阳双方在彼此消长的动态过程中保持相对的平衡，人体才保持正常的运动规律。平衡是维持生命的手段，达到常阈才是健康的特征。阴阳双方在一定范围内的消长，体现了人体动态平衡的生理活动过程。如果这种"消长"关系超过了生理限度（常阈），便将出现阴阳某一方面的偏盛或偏衰，于是人体生理动态平衡失调，疾病就由此而生。在疾病过程中，同样也存在着阴阳消长的过程。一方太过，必然导致另一方不及；反之，一方不及，也必然导致另一方太过。阴阳偏盛，是属于阴阳消长中某一方“长”得太过的病变，而阴阳偏衰，是属于阴阳某一方面“消”得太过的病变。阴阳偏盛偏衰就是阴阳异常消长病变规律的高度概括。一般来说，阴阳消长有常有变，正常的阴阳消长是言其常，异常的阴阳消长是言其变。总之，自然界和人体所有复杂的发展变化，都包含着阴阳消长的过程，是阴阳双方对立斗争、依存互根的必然结果。

（四）阴阳转化

转化即转换、变化，指矛盾的双方经过斗争，在一定条件下走向自己的相反面。阴阳转化，是指阴阳对立的双方，在一定条件下可以相互转化，阴可以转化为阳，阳可以转化为阴。阴阳的对立统一包含着量变和质变。事物的发展变化，表现为由量变到质变，又由质变到量变的互变过程。如果说“阴阳消长”是一个量变过程，那么“阴阳转化”便是一个质变过程。

阴阳转化是事物运动变化的基本规律。在阴阳消长过程中，事物由“化”至“极”，即发展到一定程度，超越了阴阳正常消长的阈值，事物必然向着相反的方面转化。阴阳的转化，必须具备一定的条件，这种条件中医学称之为“重”或“极”。故曰：“重阴必阳，重阳必阴。”“寒极生热，热极生寒。”（《素问·阴阳应象大论》）阴阳之理，极则生变。

但必须指出的是，阴阳的相互转化是有条件的，不具备一定的条件，二者就不能向各自相反的方向转化。阴阳的消长（量变）和转化（质变）是事物发展变化全过程密不可分的两个阶段，阴阳消长是阴阳转化的前提，而阴阳转化是阴阳消长的必然结果。

在人体生命活动过程中，在生理上，物质与功能之间的新陈代谢过程，如营养物质（阴）不断地转化为功能活动（阳），功能活动（阳）又不断地转化为营养物质（阴），就是阴阳转化的表现。实际上，在生命活动中，物质与功能之间的代谢过程，是阴阳消长和转化的统一，即量变和质变的统一。在疾病的发展过程中，阴阳转化常常表现为在一定条件下，表证与里证、寒证与热证、虚证与实证、阴证与阳证的互相转化等。如邪热壅肺的患者，表现为高热、面红、烦躁、脉数有力等，这是机体反应功能旺盛的表现，称之为阳证、热证、实证；但当疾病发展到严重阶段，由于热毒极重，大量耗伤人体正气，在持续高热、面赤、烦躁、脉数有力的情况下，可突然出现面色苍白、四肢厥冷、精神萎靡、脉微欲绝等一派阴寒危象。这是机体反应能力衰竭的表现，称之为阴证、寒证、虚证。这种病证的变化属于由阳转阴。明确这些转化，不仅有助于认识病证演变的规律，而且对于确定相应的治疗原则有着极为重要的指导意义。

总之，事物的对立面就是阴阳。对立着的事物不是静止不动的，而是运动变化的。阴阳是在相互作用过程中运动变化的。阴阳的相互作用称之为“阴阳交感”，又名阴阳相推、阴阳相感。交感，交，互相接触；感，交感相应。互相感应，交感相应，谓之交感。阴阳交感表现为阴阳的对立、互根、消长和转化。

阴阳的对立、互根、消长、转化，是阴阳学说的基本内容。这些内容不是孤立的，而是互相联系、互相影响、互为因果的。了解了这些内容，进而理解中医学对阴阳学说的运用，就比较容易了。

三、阴阳学说在中医学中的应用

阴阳学说贯穿于中医理论体系的各个方面，用来说明人体的组织结构、生理功能、病理变化，并指导临床诊断和防治。

（一）说明人体的组织结构

阴阳学说在阐释人体的组织结构时，认为人体是一个有机整体，是一个极为复杂的阴阳对立统一体，人体内部充满着阴阳对立统一现象。人的一切组织结构，既是有机联系的，又可以划分为相互对立的阴、阳两部分。所以说：“人生有形，不离阴阳。”(《素问・宝命全形论》)

阴阳学说对人体的部位、脏腑、经络、形气等的阴阳属性，都做了具体划分。

就人体部位来说，人体的上半身为阳，下半身属阴；体表属阳，体内属阴；体表的背部属阳，腹部属阴；四肢外侧为阳，内侧为阴。

按脏腑功能特点分，心、肺、脾、肝、肾五脏为阴，胆、胃、大肠、小肠、膀胱、三焦六腑为阳。五脏之中，心、肺为阳，肝、脾、肾为阴；心、肺之中，心为阳，肺为阴；肝、脾、肾之间，肝为阳，脾、肾为阴。而且每一脏之中又有阴阳之分，如心有心阴、心阳，肾有肾阴、肾阳，胃有胃阴、胃阳等。

在经络之中，也分阴阳。经属阴，络属阳，而经之中有阴经与阳经，络之中又有阴络与阳络。就十二经脉而言，就有手三阳经与手三阴经之分、足三阳经与足三阴经之别。在血与气之间，血为阴，气为阳。在气之中，营气在内为阴，卫气在外为阳等。

总之，人体上下、内外、表里、前后各组织结构之间，以及每一组织结构自身各部分间的复杂关系，无不包含着阴阳的对立统一。

（二）说明人体的生理功能

中医学应用阴阳学说分析人体健康和疾病的矛盾，提出了维持人体阴阳平衡的理论。阴阳匀平谓之平人。机体阴阳平衡标志着健康。健康包括机体内部以及机体与环境之间的阴阳平衡。人体的正常生命活动，是阴阳两个方面保持着对立统一的协调关系，使阴阳处于动态平衡状态的结果。

阴阳学说在生理学的应用如下。

1. 说明物质与功能之间的关系

人体生理活动的基本规律可概括为阴精（物质）与阳气（功能）的矛盾运动。属阴的物质与属阳的功能之间的关系，就是这种对立统一关系的体现。营养物质是产生功能活动的物质基础，而功能活动又是营养物质所产生的功能表现。人体的生理活动是以物质为基础的，没有阴精就无以化生阳气，而生理活动的结果，又不断地化生阴精。没有物质不能产生功能，没有功能也不能化生物质。这样，物质与功能，阴与阳共处于相互对立、依存、消长和转化的统一体中，维持着物质与功能、阴与阳的相对的动态平衡，保证了生命活动的正常进行。

2. 说明生命活动的基本形式

气化活动是生命运动的内在形式，是生命存在的基本特征。升降出入是气化活动的基本形式。阳主升，阴主降。阴阳之中复有阴阳，所以阳虽主升，但阳中之阴则降；阴虽主降，但阴中之阳又上升。阳升阴降是阴阳固有的性质，阳降阴升则是阴阳交合运动的变化。人体阴精与阳气的矛盾运动过程，就是气化活动的过程，也是阴阳的升降出入过程：死生之机，升降而已。气化正常，则升降出入正常，体现为正常的生命活动。反之，气化失常，则升降出入失常，体现为生命活动的异常。由于阴阳双方是对立统一的，所以两者之间的升与降、出与入也是相反相成的。这是从阴阳运动形式的角度，以阴阳升降出入的理论来说明人体的生理功能的。

不论是物质与功能的矛盾运动，还是生命活动的基本形式，都说明在正常生理情况下，阴与阳是相互对立又相互依存，处于一个有利于生命活动的相对平衡的协调状态。如果阴阳不能相互为用而分离，阴精与阳气的矛盾运动消失，升降出入停止，人的生命活动也就终结了。

（三）说明人体的病理变化

人体与外界环境的统一和机体内在环境的平衡协调，是人体赖以生存的基础。机体阴阳平衡是健康的标志，平衡的破坏意味着生病。疾病的发生，就是这种平衡协调遭到破坏的结果。阴阳的平衡协调关系一旦受到破坏而失去平衡，便会产生疾病。因此，阴阳失调是疾病发生的基础。

阴阳学说在病理学上的应用如下。

1. 分析邪气和正气的阴阳属性

疾病的发生发展取决于两方面的因素：一是邪气。所谓邪气，就是各种致病因素的总称。二是正气。正气泛指人体的功能活动，常与邪气对称。邪气有阴邪（如寒邪、湿邪）和阳邪（如六淫中的风邪、火邪）之分。正气又有阴精和阳气之别。

2. 分析病理变化的基本规律

疾病的发生发展过程就是邪正斗争的过程。邪正斗争导致阴阳失调，而出现各种各样的病理变化。无论外感病或内伤病，其病理变化的基本规律不外乎阴阳的偏盛或偏衰。

（1）阴阳偏盛：即阴盛、阳盛，是属于阴阳任何一方高于正常水平的病变。

阳盛则热：阳盛是病理变化中阳邪亢盛而表现出来的热的病变。阳邪致病，如暑热之邪侵入人体可造成人体阳气偏盛，出现高热、汗出、口渴、面赤、脉数等表现，其性质属热，所以说“阳盛则热”。因为阳盛往往可导致阴液的损伤，如在高热、汗出、面赤、脉数的同时，必然出现阴液耗伤而口渴的现象，故曰："阳盛则阴病。""阳盛则热"，是指因阳邪所致的疾病的性质；"阳盛则阴病"，是指阳盛必然损伤人体的正气（阴液）。

阴盛则寒：阴盛是病理变化中阴邪亢盛而表现出来的寒的病变。阴邪致病，如纳凉饮冷，可以造成机体阴气偏盛，出现腹痛、泄泻、形寒肢冷、舌淡苔白、脉沉等表现，其性质属寒，所以说"阴盛则寒"。阴盛往往可以导致阳气的损伤，如在腹痛、泄泻、舌淡苔白、脉沉的同时，必然出现阳气耗伤而形寒肢冷的现象，故曰："阴盛则阳病。""阴盛则寒"，是指因阴邪所致疾病的性质；"阴盛则阳病"，是指阴盛必然损伤人体的正气（阳气）。

用阴阳消长的理论来分析，"阳盛则热"属于阳长阴消，"阴盛则寒"属于阴长阳消。其中，以"长"为主，"消"居其次。

（2）阴阳偏衰：阴阳偏衰即阴虚、阳虚，是属于阴阳任何一方低于正常水平的病变。

阳虚则寒：阳虚是人体阳气虚损，根据阴阳动态平衡的原理，阴或阳任何一方的不足，必然导致另一方相对的偏盛。阳虚不能制约阴，则阴相对偏盛而出现寒象，如机体阳气虚弱，可出现面色苍白、畏寒肢冷、神疲倦卧、自汗、脉微等表现，其性质亦属寒，所以称"阳虚则寒"。

阴虚则热：阴虚是人体的阴液不足。阴虚不能制约阳，则阳相对偏亢而出现热象。如久病耗阴或素体阴液亏损，可出现潮热、盗汗、五心烦热、口舌干燥、脉细数等表现，其性质亦属热，所以称"阴虚则热"。

用阴阳消长理论来分析，"阳虚则寒"属于阳消而阴相对长，"阴虚则热"属于阴消而阳相对长。其中，以消为主，因消而长，长居其次。

（3）阴阳互损：根据阴阳互根的原理，机体的阴阳任何一方虚损到一定程度，必然导致另一方的不足。阳虚至一定程度时，因阳虚不能化生阴液，而同时出现阴虚的现象，称"阳损及阴"。同样，阴虚至一定程度时，因阴虚不能化生阳气，而同时出现阳虚的现象，称"阴损及阳"。"阳损及阴"或"阴损及阳"最终导致"阴阳两虚"。阴阳两虚是阴阳的对立处在低于正常水平的平衡状态，是病理状态而不是生理状态。

临床上，为了区别阳盛则热、阴盛则寒和阳虚则寒、阴虚则热，把阳盛则热称作“实热”，把阴虚则热称作“虚热”，把阴盛则寒称作“实寒”，把阳虚则寒称作“虚寒”。至于阳损及阴、阴损及阳乃至阴阳两虚，均属虚寒、虚热范畴；阳损及阴，以虚寒为主，虚热居次；阴损及阳，以虚热为主，虚寒居次；而阴阳两虚则是虚寒、虚热并存，且暂时处于均势的状态。但是由于这种低水平的平衡是动态平衡，所以在疾病的发展过程中仍然会有主次。

(4)阴阳转化：在疾病的发展过程中，阴阳偏盛偏衰的病理变化可以在一定的条件下向各自相反的方向转化。即阳证可以转化为阴证，阴证也可以转化为阳证。阳损及阴和阴损及阳也是阴阳转化的体现。

在病理状态下，对立的邪正双方同处于疾病的统一体中进行剧烈的斗争，它们的力量对比是不断运动变化着的。邪正斗争，是疾病自我运动转化的内在原因，医疗护理是促使转化的外部条件，外因通过内因而起作用。由于阴中有阳，阳中有阴，所以阴证和阳证虽然是对立的，有显著差别的，但这种对立又互相渗透，阳证之中还存在着阴证的因素，阴证之中也存在着阳证的因素，所以阳证和阴证之间可以互相转化。

(四)用于指导疾病的诊断

中医诊断疾病的过程，包括诊察疾病和辨别证候两个方面。“察色按脉，先别阴阳”(《素问·阴阳应象大论》)。阴阳学说用于诊断学中，旨在分析通过四诊而收集来的临床资料和辨别证候。

1. 阴阳是分析四诊资料之目

如色泽鲜明者属阳，晦暗者属阴；语声高亢洪亮者属阳，低微无力者属阴；呼吸有力、声高气粗者属阳，呼吸微弱、声低气怯者属阴；口渴喜冷者属阳，口渴喜热者属阴；脉之浮、数、洪、滑等属阳，沉、迟、细、涩等属阴。

2. 阴阳是辨别证候的总纲

如八纲辨证中，表证、热证、实证属阳；里证、寒证、虚证属阴。在临床辨证中，只有分清阴阳，才能抓住疾病的本质，做到执简驭繁。所以辨别阴证、阳证是诊断的基本原则，在临床上具有重要的意义。在脏腑辨证中，脏腑气血阴阳失调可表现出许多复杂的证候，但不外阴阳两大类，如在虚证分类中，心有气虚、阳虚和血虚、阴虚之分，前者属阳虚范畴，后者属阴虚范畴。

总之，由于阴阳偏盛偏衰是疾病过程中病理变化的基本规律，所以疾病的病理变化虽然错综复杂，千变万化，但其基本性质可以概括为阴和阳两大类。

（五）用于指导疾病的防治

1. 指导养生防病

中医学十分重视对疾病的预防，不仅用阴阳学说来阐释摄生学说的理论，而且摄生的具体方法也是以阴阳学说为依据的。阴阳学说认为，人体的阴阳变化与自然界四时阴阳变化协调一致，就可以延年益寿，因而主张顺应自然，春夏养阳，秋冬养阴，精神内守，饮食有节，起居有常，做到“法于阴阳，和于术数”（《素问·上古天真论》），借以保持机体内部以及机体内外界环境之间的阴阳平衡，达到增进健康、预防疾病的目的。

2. 用于疾病的治疗

由于疾病发生发展的根本原因是阴阳失调，因此，调整阴阳，补偏救弊，促使阴平阳秘，恢复阴阳相对平衡，是治疗疾病的基本原则。阴阳学说用以指导疾病的治疗，一是确定治疗原则，二是归纳药物的性能。

（1）确定治疗原则：

阴阳偏盛的治疗原则。损其有余，实者泻之。阴阳偏盛，即阴或阳的过盛有余，为有余之证。由于阳盛则阴病，阳盛则热，阳热盛易于损伤阴液，阴盛则阳病，阴盛则寒，阴寒盛易于损伤阳气，故在调整阴阳的偏盛时，应注意有无相应的阴或阳偏衰的情况存在。若阴或阳偏盛而其相对的一方并没有构成虚损时，即可采用“损其有余”的原则。若其相对一方有偏衰时，则当兼顾其不足，配合以扶阳或益阴之法。阳盛则热属实热证，宜用寒凉药以制其阳，治热以寒，即“热者寒之”。阴盛则寒属实寒证，宜用温热药以制其阴，治寒以热，即“寒者热之”。因二者均为实证，所以称这种治疗原则为“损其有余”，即“实者泻之”。

阴阳偏衰的治疗原则。补其不足，虚者补之。阴阳偏衰，即阴或阳的虚损不足，或为阴虚，或为阳虚。阴虚不能制阳而致阳亢者，属虚热证，治当滋阴以抑阳。一般不能用寒凉药直折其热，须用“壮水之主，以制阳光”的方法（《素问·至真要大论》王冰注），补阴即所以制阳。“壮水之主，以制阳光”又称壮水制火或滋水制火，滋阴抑火，是治求其属的治法，即用滋阴降火之法，以抑制阳亢火盛。如肾阴不足，则虚火上炎，此非火之有余，乃水之不足，故当滋养肾水。《黄帝内经》称这种治疗原则为“阳病治阴”（《素问·阴阳应象大论》）。若阳虚不能制阴而造成阴盛者，属虚寒证，治当扶阳制阴。一般不宜用辛温发散药以散阴寒，须用“益火之源，以消阴翳”的方法（《素问·至真要大论》王冰注），又称益火消阴或扶阳退阴，亦是治求其属的治法，即用扶阳益火之法，以消退阴盛。如肾主命门，为先天真火所藏，肾阳虚衰则现阳微阴盛的寒证，此非寒之有余，乃真阳不足，故治当温补肾阳，消除阴寒，《黄帝内经》称这种治疗原则为“阴病治阳”（《素问·阴阳应象大论》）。

补阳配阴，补阴配阳。至于阳损及阴、阴损及阳、阴阳俱损的治疗原则，根据阴阳互根的原理，阳损及阴则治阳要顾阴，即在充分补阳的基础上补阴（补阳配阴）；阴损及阳则应治阴要顾阳，即在充分补阴的基础上补阳（补阴配阳）；阴阳俱损则应阴阳俱补，以纠正这种低水平的平衡。阴阳偏衰为虚证，所以称这种治疗原则为“补其不足”或“虚则补之”。

（2）归纳药物的性能：阴阳用于疾病的治疗，不仅用以确立治疗原则，而且用来概括药物的性味功能，作为指导临床用药的依据；治疗疾病，不但要有正确的诊断和确切的治疗方法，同时还必须熟练地掌握药物的性能。根据治疗方法，选用适宜药物，才能收到良好的疗效。

中药的性能，是指药物具有四气、五味、升降浮沉的特性。四气（又称四性），有寒、热、温、凉。五味有酸、苦、甘、辛、咸。四气属阳，五味属阴。四气之中，温、热属阳；寒、凉属阴。五味之中，辛味能散、能行，甘味能益气，故辛甘属阳，如桂枝、甘草等；酸味能收，苦味能泻下，故酸苦属阴，如大黄、芍药等；淡味能渗泄利尿（物质的浓淡对比而言，浓属阴，淡属阳），故属阳，如茯苓、通草；咸味药能润下，故属阴，如芒硝等。按药物的升降浮沉特性分：药物质轻，具有升浮作用的属阳，如桑叶、菊花等；药物质重，具有沉降作用的属阴，如龟板、赭石等。治疗疾病，就是根据病情的阴阳偏盛偏衰，确定治疗原则，再结合药物的阴阳属性和作用，选择相应的药物，从而达到“谨察阴阳所在而调之，以平为期”的治疗目的(《素问·至真要大论》)。

四、知识点归纳

阴阳的本质

阴阳是中国古人认识世界的一种核心哲学，认为万物都由对立统一的两个基本属性——“阴”和“阳”构成。它不是指具体事物，而是一对关系范畴。比如，白天是阳，夜晚就是阴；活动是阳，静止就是阴。

阴阳的特性

1. 普遍性：万事万物都能分阴阳。

2. 相对性：阴阳不是绝对的，可以转化和无限细分(如白天中的上午和下午)。

3. 关联性：只有相互关联的事物才能对比阴阳(不能拿一个苹果的温度和一辆汽车的速度比阴阳)。

阴阳的四大规律

1. 对立制约：阴阳相互斗争制约(如冷与热)。

2. 互根互用：阴阳相互依存，互为根本。任何一方都不能脱离另外一方而单独存在。(谁也离不开谁，没有“上”就没有“下”)。

3. 消长平衡：阴阳的力量此消彼长，但会保持动态平衡，就像一天的冷暖变化，不是一成不变的。

4. 相互转化：在极端条件下，消长变化达到一个临界点，阴阳会向其相反的方向转化(如“重寒则热”，高烧至极反而会手脚冰凉)。

阴阳在中医学中的应用

1. 身体结构：人体所有的结构都可以划分阴阳。背为阳，腹为阴；腑为阳，脏为阴。

2. 健康与疾病：健康就是阴阳平衡（“阴平阳秘”）。生病就是阴阳失调，要么是阴 / 阳一方多了（实证），要么是阴 / 阳一方少了（虚证）。

3. 治病之道：治疗的根本原则是“调整阴阳，以平为期”。核心是恢复平衡。具体方法为：“损其有余”（泻实）和“补其不足”（补虚）。（阳盛）就寒治，冷了（阴盛）就热治；阳虚就补阳，阴虚就补阴。

4. 用药：药物分阴阳四气（寒凉属阴，温热属阳）、五味（辛甘发散为阳，酸苦涌泄为阴），用以纠正人体的阴阳偏颇。

第三章 五行学说

五行学说是中国古代的一种朴素的唯物主义哲学思想，属元素论的宇宙观，是一种朴素的普通系统论。五行学说认为：宇宙间的一切事物，都是由木、火、土、金、水五种物质元素所组成，自然界各种事物和现象的发展变化，都是这五种物质不断运动和相互作用的结果。天地万物的运动秩序都要受五行生克制化法则的统一支配。五行学说用木、火、土、金、水五种物质来说明世界万物的起源和多样性的统一。自然界的一切事物和现象都可按照木、火、土、金、水的性质和特点归纳为5个系统。5个系统乃至每个系统之中的事物和现象都存在一定的内在关系，从而形成了一种复杂的网络状态，即所谓“五行大系”。

五行学说是说明世界永恒运动的一种观念。一方面认为世界万物是由木、火、土、金、水五种基本物质所构成，对世界的本原做出了正确的回答；另一方面又认为任何事物都不是孤立的、静止的，而是在不断的相生、相克的运动之中维持着协调平衡。所以，五行学说不仅具有唯物观，而且含有丰富的辩证法思想，是中国古代用以认识宇宙、解释宇宙事物在发生发展过程中相互联系法则的一种学说。

一、五行的基本概念

（一）五行的含义

1. 五行的哲学含义

五行是中国古代哲学的基本范畴之一，是中国上古原始的科学思想。“五”，是木、火、土、金、水五种物质；“行”，四通八达，流行和行用之谓，是行动、运动的古义，即运动变化、运行不息的意思。五行，是指木、火、土、金、水五种物质的运动变化。

2. 五行的医学含义

中医学的五行，是中国古代哲学五行范畴与中医学相结合的产物，是中医学认识世界和生命运动的世界观和方法论。中医学对五行概念赋予了阴阳的含义，认为木、火、土、金、水乃至自然界的各种事物都是阴阳的矛盾运动所产生。阴阳的运动变化可以通过在天之风、热、温、燥、湿、寒六气和在地之木、火、土、金、水五行反映出来。中医学的五行不仅仅是指五类事物及其属性，更重要的是它包含了五类事物内部的阴阳矛盾运动。

中医学的五行概念，一是标示着物质世界，不论自然还是生命都是物质形态的多样性统一；二是标示着一种中国整体思想中的一种多元结构联系的思维形态。多元结构联系的整体思维是中国古代相关性思维的典型形态之一，这种思维形态在中医学中获得了更典型、更充分的表达。中医学的五行概念，旨在说明人体结构的各个部分，以及人体与外界环境是一个有机整体，属医学科学中的哲学概念，与纯粹哲学概念不同。

（二）五行与气、阴阳的关系

1. 五行与气

气与五行均为中国古代哲学对世界本原认识的哲学范畴。气范畴说明物质世界的统一性，而五行范畴说明物质世界的物质形态的多样性。气与五行体现出中国古代哲学思想“一”和“多”的辨证统一,万物本原于一气，一气分五行，五行归于一气。

2. 五行与阴阳

阴阳是宇宙的总规律，是气本身内在的矛盾要素：气有阴阳，一气分五行，故五行也含阴阳。五行的运动也必然受阴阳的制约。阴变阳合而生五行。五行中木、火属阳，金、水、土属阴，而五行中每一行又各具阴阳。

二、五行学说的基本内容

五行学说的基本内容见图 3–1。

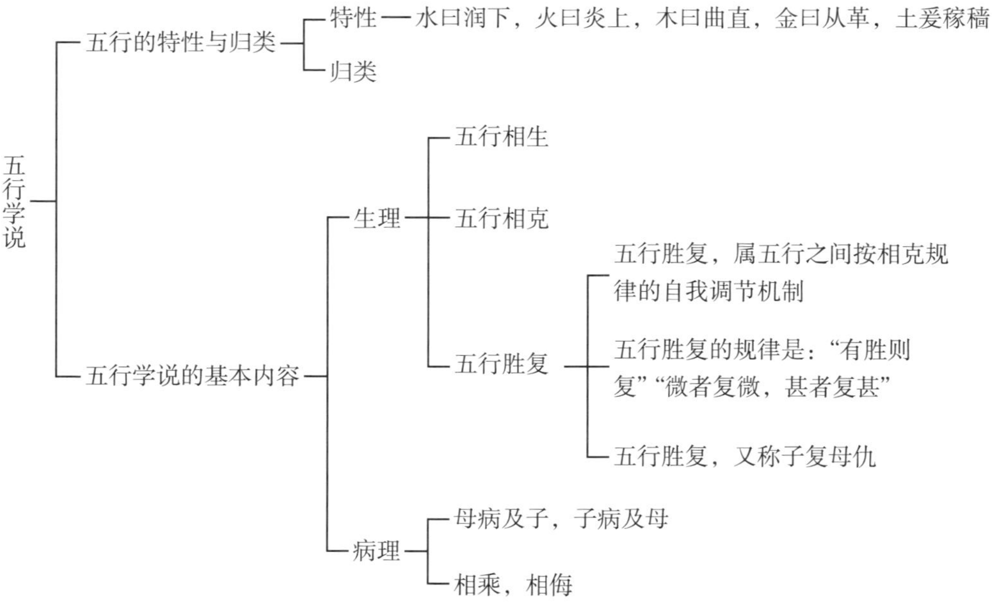

图 3–1　五行学说的基本内容

（一）对事物属性的五行分类

1. 五行的特性

五行的特性，是古人在长期生活和生产实践中，对木、火、土、金、水五种物质的朴素认识基础之上，进行抽象而逐渐形成的理论概念。五行的特性如下。

（1）“木曰曲直”：曲，屈也；直，伸也。曲直，即能屈能伸之义。木具有生长、能屈能伸、升发的特性。木代表生发力量的性能，标示宇宙万物具有生生不已的功能。凡具有这类特性的事物或现象，都可归属于“木”。

（2）“火曰炎上”：炎，热也；上，向上。火具有发热、温暖、向上的特性。火代表生发力量的升华，光辉而热力的性能。凡具有温热、升腾、茂盛性能的事物或现象，均可归属于“火”。

（3）“土爰稼穑”：春种曰稼，秋收曰穑，指农作物的播种和收获。土具有载物、生化的特性，故称土载四行，为万物之母。土具生生之义，为世界万物和人类生存之本，“四象五行皆藉土”。五行以土为贵。凡具有生化、承载、受纳性能的事物或现象，皆归属于“土”。

（4）“金曰从革”：从，顺从、服从；革，革除、改革、变革。金具有能柔能刚、变革、肃杀的特性。金代表固体的性能，凡物生长之后，必会达到凝固状态，用金以示其坚固性。引申为肃杀、潜能、收敛、清洁之意。凡具有这类性能的事物或现象，均可归属于“金”。

（5）“水曰润下”：润，湿润；下，向下。水代表冻结含藏之意，水具有滋润、就下、闭藏的特性。凡具有寒凉、滋润、就下、闭藏性能的事物或现象都可归属于“水”。

由此可以看出，医学上所说的五行，不是指木、火、土、金、水这五种具体物质本身，而是五种物质不同属性的抽象概括。

2. 事物属性的五行分类

五行学说根据五行特性，与自然界的各种事物或现象相类比，运用归类和推演等方法，将其最终分成五大类。其具体推理方法如下。

（1）类比：类比是根据两个或两类事物在某些属性或关系上的相似或相同而推出它们在其他方面也可能相同或相似的一种逻辑方法。类比也是一种推理方法。类比法，中医学称之为“援物比类”或“取象比类”。中医学五行学说运用类比方法，将事物的形象（指事物的性质、作用、形态）与五行属性相类比，物象具有与某行相类似的特性，便将其归属于某行。如方位配五行、五脏配五行等。方位配五行，旭日东升，与木之升发特性相类，故东方归属于木；南方炎热，与火之炎上特性相类，故南方归属于火。又如五脏配五行，脾主运化而类于土之化物，故脾归属于土，肺主肃降而类于金之肃杀，故肺归属于金，等等。

（2）推衍：推衍是根据已知的某些事物的属性，推衍至其他相关事物，以得知这些事物的属性的推理方法。其属中国古代的类推形式，包括平行式推衍和包含式推衍两种类型。

平行式推衍：通常是某种法则或范本的延伸，这种法则、范本与新的推衍对象之间并不存在包含关系。以木行推衍为例，已知肝属于木，而肝合胆，主筋，开窍于目，故胆、筋、目眦属于木。其他如五志之怒、五声之呼、变动之握，以及五季之春、五方之东、五气之风、五化之生、五色之青、五味之酸、五时之平旦、五音之角等，亦归于木。根据木行的特性，在人体以肝为中心，推衍至胆、目、筋、怒、呼、握；在自然界以春为中心，推衍至东、风、生、青、酸、平旦、角等。

包含式推衍：包含式推衍又可分为抽象模型推衍和类命题推衍两种形式。五行学说按木、火、土、金、水五行之间生克制化规律，说明人体肝、心、脾、肺、肾五脏为中心的五脏系统，以及人体与自然环境各个不同要素之间的统一性，便是五行结构模型推衍的具体应用。类命题推衍属中国古代的三段论推理，属“不完整、不规范”的推理形式，故不做赘述。

总之，五行学说以天人相应为指导思想，以五行为中心，以空间结构的五方、时间结构的五季、人体结构的五脏为基本框架，将自然界的各种事物和现象，以及人体的生理病理现象，按其属性进行归纳，即凡具有生发、柔和特性者统属于木；具有阳热、上炎特性者统属于火；具有长养、化育特性者统属于土；具有清静、收杀特性者统属于金；具有寒冷、滋润、就下、闭藏特性者统属于水。从而将人体的生命活动与自然界的事物和现象联系起来，形成了联系人体内外环境的五行结构系统，用以说明人体以及人与自然环境的统一性。

五行学说的归类和推演的思维方法是观物—取象—比类—运数（五行）—求道（规律），即应象以尽意。触类可为其象，合义可为其征，立象类比是手段，尽意求道是目的。这是一种以直接观察为基础的综合类比的思维方法。

（二）五行的调节机制

1. 五行的正常调节机制

五行生克制化：五行的生克制化规律是五行结构系统在正常情况下的自动调节机制。

（1）相生规律：相生即递相资生、助长、促进之意。五行之间互相滋生和促进的关系称作五行相生。

五行相生的次序是：木生火，火生土，土生金，金生水，水生木。

在相生关系中，任何一行都有“生我”“我生”两方面的关系，《难经》把它比喻为“母”与“子”的关系。“生我”者为“母”，“我生”者为“子”。所以五行相生关系又称“母子关系”。以火为例，生“我”者木，木能生火，则木为火之母；“我”生者土，火能生土，则土为火之子。余可类推。

（2）相克规律：相克即相互制约、克制、抑制之意。五行之间相互制约的关系称之为五行相克。

五行相克的次序是：木克土，土克水，水克火，火克金，金克木。这种克制关系也是往复无穷的。木得金敛，则木不过散；水得火伏，则火不过炎；土得木疏，则土不过湿；金得火温，则金不过收；水得土渗，则水不过润。皆气化自然之妙用。

在相克的关系中，任何一行都有“克我”“我克”两方面的关系。《黄帝内经》称之为“所胜”与“所不胜”的关系。“克我”者为“所不胜”。“我克”者为“所胜”。所以，五行相克的关系，又叫“所胜”与“所不胜”的关系。以土为例，“克我”者木，则木为土之“所不胜”。“我克”者水，则水为土之“所胜”。余可类推。

在上述生克关系中，任何一行皆有“生我”和“我生”，“克我”和“我克”的关系。以木为例，“生我”者水，“我生”者火；“克我”者金，“我克”者土。

（3）制化规律：五行中的制化关系，是五行生克关系的结合。相生与相克是不可分割的两个方面。没有生，就没有事物的发生和成长；没有克，就不能维持正常协调关系下的变化与发展。因此，必须生中有克（化中有制），克中有生（制中有化），相反相成，才能维持和促进事物相对平衡协调和发展变化。五行之间这种生中有制、制中有生、相互生化、相互制约的生克关系，称之为制化。

其规律是：木克土，土生金，金克木；火克金，金生水，水克火；土克水，水生木，木克土；金克木，木生火，火克金；水克火，火生土，土克水。

以相生言之，木能生火，是“母来顾子”之意，但是木之本身又受水之所生，这种“生我”“我生”的关系是平衡的。如果只有“我生”而无“生我”，那么对木来说，会形成太过，宛如收入与支出不平衡一样。水与火之间，又是相克的关系，所以相生之中，又寓有相克的关系，而不是绝对的相生，这样就保证了生克之间的动态平衡。

以相克言之，木能克土，金又能克木（我克、克我），而土与金之间，又是相生的关系，所以就形成了木克土、土生金、金又克木的关系（子复母仇）。这说明五行相克不是绝对的，相克之中，必须寓有相生，才能维持平衡。换句话说，被克者本身有反制作用，所以当发生相克太过而产生贼害的时候，才能够保持正常的平衡协调关系。

生克制化规律是一切事物发展变化的正常现象，在人体则是正常的生理状态。在这种相反相成的生克制化关系中，还可以看出五行之间协调平衡是相对的。因为相生相克的过程，也就是事物消长发展的过程。在此过程中，一定会出现太过和不及的情况。这种情况的出现，其本身就是再一次相生相克的调节。这样，又出现再一次的协调平衡。这种在不平衡之中求得平衡，而平衡又立刻被新的不平衡所代替的循环运动，就不断地推动着事物的变化和发展。五行学说用这一理论来说明自然界气候的正常变迁和自然界的生态平衡，以及人体的生理活动。

2. 五行的异常调节机制

五行结构系统在异常情况下的自动调节机制为子母相及和乘侮胜复。

（1）子母相及：及，影响所及之意。子母相及是指五行生克制化遭到破坏后所出现的不正常的相生现象。包括母及于子和子及于母两个方面。母及于子与相生次序一致，子及于母则与相生的次序相反。如木行，影响火行，叫作母及于子；影响水行，则叫作子及于母。

（2）相乘相侮：实际上是反常情况下的相克现象（图 3–2）。

相乘规律：乘，即乘虚侵袭之意。相乘即相克太过，超过正常制约的程度，使事物之间失去了正常的协调关系。五行之间相乘的次序与相克同，但被克者更加虚弱。

相乘现象可分为两个方面：其一，五行中任何一行本身不足（衰弱），使原来克它的一行乘虚侵袭（乘），而使它更加不足，即乘其虚而袭之，如以木克土为例，正常情况下，木克土，木为克者，土为被克者，由于它们之间相互制约而维持着相对平衡状态。异常情况下，木仍然处于正常水平，但土本身不足（衰弱），因此，两者之间失去了原来的平衡状态，则木乘土之虚而克它。这样的相克，超过了正常的制约关系，使土更虚。其二,五行中任何一行本身过度亢盛，而原来受它克制的那一行仍处于正常水平，在这种情况下，虽然“被克”一方正常，但由于“克”的一方超过了正常水平，所以也同样会打破两者之间的正常制约关系，出现过度相克的现象。如仍以木克土为例，正常情况下，木能制约土，维持正常的相对平衡，若土本身仍然处于正常水平，但由于木过度亢进，从而使两者之间失去了原来的平衡状态，出现了木亢乘土的现象。

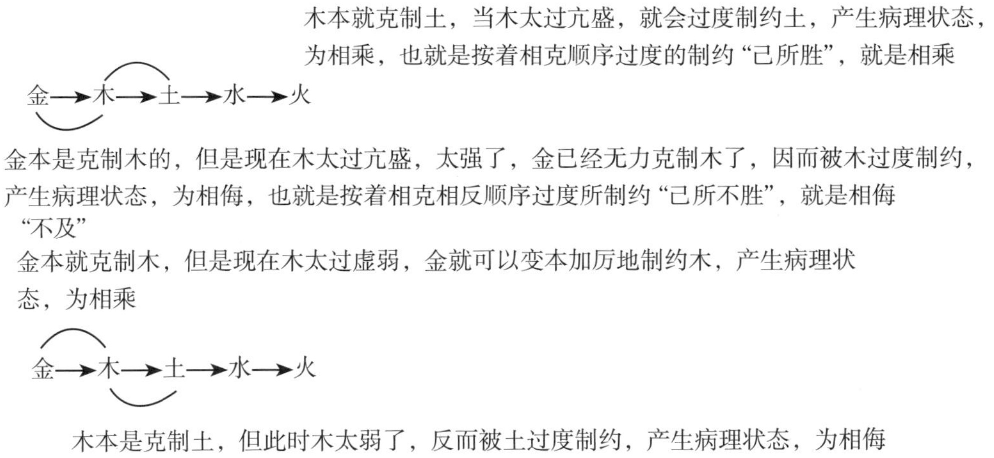

图 3-2　相乘相侮的关系图

“相克”和“相乘”是有区别的，前者是正常情况下的制约关系，后者是正常制约关系遭到破坏的异常相克现象。在人体，前者为生理现象，而后者为病理表现。但是近人习惯将相克与反常的相乘混同，病理的木乘土，也称木克土。

相侮规律：侮，即欺侮，有恃强凌弱之意。相侮是指五行中的任何一行本身太过，使原来克它的一行，不仅不能去制约它，反而被它所克制，即反克，又称反侮。

相侮现象也表现为两个方面，如以木为例：其一，当木过度亢盛时，金原是克木的，但由于木过度亢盛，则金不仅不能去克木，反而被木所克制，使金受损，这叫木反侮金。其二，当木过度衰弱时，金原克木，木又克土，但由于木过度衰弱，则不仅金来乘木，而且土亦乘木之衰而反侮之。习惯上把土反侮木称之为“土壅木郁”。

相乘相侮均为破坏相对协调统一的异常表现。乘侮，都凭其太过而乘袭或欺侮。“乘”为相克之有余，而危害于被克者，也就是某一行对其“所胜”过度克制。“侮”为被克者有余，而反侮其克者，也就是某一行对其“所不胜”的反克。为了便于理解，我们将乘侮分别加以分析：实际上，相乘和相侮是休戚相关的，是一个问题的两个方面，现在，我们将两者统一起来分析之。如木有余而金不能对木加以克制，木便过度克制其所胜之土，这叫作“乘”，同时，木还恃己之强反去克制其“所不胜”的金，这叫作“侮”。反之，木不足，则不仅金来乘木，而且其所胜之土又乘其虚而侮之。所以说：“气有余，则制己所胜而侮所不胜，其不及，则己所不胜侮而乘之，己所胜轻而侮之。”（《素问·五运行大论》）

（3）胜复规律：胜复指胜气和复气的关系。五行学说把由于太过或不及引起的对“己所胜”的过度克制称为“胜气”，而这种胜气在五行系统内必然招致一种相反的力量（报复之气），将其压抑下去，这种能报复“胜气”之气，称为“复气”，总称“胜复之气”。“有胜之气，其必来复也。”（《素问·至真要大论》）这是五行结构系统本身作为系统整体对于太过或不及的自行调节机制，旨在使之恢复正常制化调节状态。如木气太过，作为胜气则过度克土，而使土气偏衰，土衰不能制水，则水气偏胜而加剧克火，火气受制而减弱克金之力，于是金气旺盛起来，把太过的木气克伐下去，使其恢复正常。反之，若木气不足，则将受到金的过度克制，同时又因木衰不能制土而引起土气偏亢，土气偏亢则加强抑水，水气偏衰，水衰无以制火而火偏亢，火偏亢则导致金偏衰而不能制木，从而使不及的木气复归于平，以维持其正常调节状态。故曰：“形有胜衰，谓五行之治，各有太过不及也。故其始也，有余而往，不足随之，不足而往，有余从之。”（《素问·天元纪大论》）

胜复的调节规律是：先有胜，后必有复，以报其胜。“胜气”重，“复气”也重；“胜气”轻，“复气”也轻。在五行具有相克关系的各行之间有多少太过，便会招致多少不及；有多少不及，又会招致多少太过。由于五行为单数，所以对于任何一行，有“胜气”必有“复气”，而且数量相等。故曰：“有重则复，无胜则否。”（《素问·至真要大论》）“微者复微，甚则复甚。”（《素问·五常政大论》）这是五行运动的法则。通过胜复调节机制，使五行结构系统在局部出现较大不平衡的情况下，进行自身调节，继续维持其整体的相对平衡。

总之，五行结构系统具有两种调节机制，一为正常情况下的生克制化调节机制，一为异常情况下的胜复调节机制。通过这两种调节机制，形成并保障了五行结构系统的动态平衡和循环运动。

三、五行学说在中医学中的应用

五行学说在中医学领域中的应用，主要是运用五行的特性来分析和归纳人体的形体结构及其功能，以及外界环境各种要素的五行属性；运用五行的生克制化规律来阐述人体五脏系统之间的局部与局部、局部与整体，以及人与外界环境的相互关系；用五行乘侮胜复规律来说明疾病的发生发展的规律和自然界五运六气的变化规律。五行学说的应用，加强了中医学关于人体以及人与外界环境是一个统一整体的论证，使中医学所采用的整体系统方法更进一步系统化。

（一）说明脏腑的生理功能及其相互关系

1. 人体组织结构的分属

中医学在五行配五脏的基础上，又以类比的方法，根据脏腑组织的性能、特点，将人体的组织结构分属于五行，以五脏（肝、心、脾、肺、肾）为中心，以六腑（实际上是五腑：胃、小肠、大肠、膀胱、胆）为配合，支配五体（筋、脉、肉、皮毛、骨），开窍于五官（目、舌、口、鼻、耳），外荣于体表组织（爪、面、唇、毛、发）等，形成了以五脏为中心的脏腑组织的结构系统，从而为脏象学说奠定了理论基础（表 3-1）。

表 3-1　五行与五音、五味、五色等对应关系

五行	五音	五味	五色	五化	五位	季节	五脏	五腑	五官	形体	情志	五声	变动	五气
木	角	酸	青	生	东	春	肝	胆	目	筋	怒	呼	握	风
火	徵	苦	赤	长	南	夏	心	小肠	舌	脉	喜	笑	忧	暑
土	宫	甘	黄	化	中	长夏	脾	胃	口	肉	思	歌	哕	湿
金	商	辛	白	收	西	秋	肺	大肠	鼻	皮	悲	哭	咳	燥
水	羽	咸	黑	藏	北	冬	肾	膀胱	耳	骨	恐	呻	栗	寒

2. 说明脏腑的生理功能

五行学说，将人体的内脏分别归属于五行，以五行的特性来说明五脏的部分生理功能。如木性可曲可直，条顺畅达，有生发的特性，故肝喜条达而恶抑郁，有疏泄的功能；火性温热，其性炎上，心属火，故心阳有温煦之功；土性敦厚，有生化万物的特性，脾属土，脾有消化水谷，运送精微，营养五脏、六腑、四肢百骸之功，为气血生化之源；金性清肃，收敛，肺属金，故肺具清肃之性，肺气有肃降之能；水性润下，有寒润、下行、闭藏的特性，肾属水，故肾主闭藏，有藏精、主水等功能。

3. 说明脏腑之间的相互关系

中医五行学说对五脏五行的分属，不仅阐明了五脏的功能和特性，而且还运用五行生克制化的理论，来说明脏腑生理功能的内在联系。五脏之间既有相互滋生的关系，又有相互制约的关系。

用五行相生说明脏腑之间的联系：如木生火，即肝木济心火，肝藏血，心主血脉，肝藏血功能正常有助于心主血脉功能的正常发挥。火生土，即心火温脾土，心主血脉、主神志，脾主运化、主生血统血，心主血脉功能正常，血能营脾，脾才能发挥主运化、生血、统血的功能。土生金，即脾土助肺金，脾能益气，化生气血，转输精微以充肺，促进肺主气的功能，使之宣肃正常。金生水，即肺金养肾水，肺主清肃，肾主藏精，肺气肃降有助于肾藏精、纳气、主水之功。水生木，即肾水滋肝木，肾藏精，肝藏血，肾精可化肝血，以助肝功能的正常发挥。这种五脏相互滋生的关系，就是用五行相生理论来阐明的。

用五行相克说明五脏间的相互制约关系：如心属火，肾属水，水克火，即肾水能制约心火，如肾水上济于心，可以防止心火之亢烈。肺属金，心属火，火克金，即心火能制约肺金，如心火之阳热，可抑制肺气清肃之太过。肝属木，肺属金，金克木，即肺金能制约肝木，如肺气清肃太过，可抑制肝阳的上亢。脾属土，肝属木，木克土，即肝木能制约脾土。如肝气条达，可疏泄脾气之壅滞。肾属水，脾属土，土克水，即脾土能制约肾水，如脾土的运化，能防止肾水的泛滥。这种五脏之间的相互制约关系，就是用五行相克理论来说明的。

五脏中每一脏都具有生我、我生、克我、我克的关系。五脏之间的生克制化，说明每一脏在功能上有他脏的资助，不至于虚损，又能克制另外的脏器，使其不至过亢。本脏之气太盛，则有他脏之气制约；本脏之气虚损，则又可由他脏之气补之。如脾（土）之气，其虚，则有心（火）生之；其亢，则有肝木克之；肺（金）气不足，土可生之；肾（水）气过亢，土可克之。这种生克关系把五脏紧紧联系成一个整体，从而保证了人体内环境的对立统一。

就五行的相互关系而言，除五行之间的生克制化胜复外，尚有五行互藏，即五行的任何一行中，又复有五行。如木行中更具火、土、金、水成分，余类推。

4. 说明人体与内外环境的统一

事物属性的五行归类，除了将人体的脏腑组织结构分别归属于五行外，同时也将自然的有关事物和现象进行了归属。例如，人体的五脏、六腑、五体、五官等，与自然界的五方、五季、五味、五色等相应，这样就把人与自然环境统一起来。这种归类方法，不仅说明了人体内在脏腑的整体统一，而且也反映出人体与外界的协调统一。如春应东方，风气主令，故气候温和，气主生发，万物滋生。人体肝气与之相应，肝气旺于春。这样就将人体肝系统和自然春木之气统一起来，从而反映出人体内外环境统一的整体观念。

（二）说明五脏病变的传变规律

1. 发病

五脏外应五时，所以六气发病的规律，一般是主时之脏受邪发病。由于五脏各以所主之时而受病，当其时者，必先受之。所以，春天的时候，肝先受邪；夏天的时候，心先受邪；长夏的时候，脾先受邪；秋天的时候，肺先受邪；冬天的时候，肾先受邪。

主时之脏受邪发病，这是一般的规律，但是也有所胜和所不胜之脏受病的。气候失常，时令未到而气先至，属太过之气；时令已到而气未至，属不及之气。太过之气的发病规律，不仅可以反侮其所不胜之脏，而且还要乘其所胜之脏；不及之气的发病规律，不仅所胜之脏妄行而反侮，即使是我生之脏，亦有受病的可能。这是根据五行所胜与所不胜的生克乘侮规律而推测的。这种发病规律的推测，虽然不能完全符合临床实践，但它说明了五脏疾病的发生，受着自然气候变化的影响。

2. 传变

由于人体是一个有机整体，内脏之间又是相互滋生、相互制约的，因而在病理上必然相互影响。本脏之病可以传至他脏，他脏之病也可以传至本脏，这种病理上的相互影响称之为传变。从五行学说来说明五脏病变的传变，可以分为相生关系传变和相克关系传变。

1）相生关系传变：包括“母病及子”和“子病犯母”两个方面。

（1）母病及子：又称“母虚累子”。母病及子系病邪从母脏传来，侵入属子之脏，即先有母脏的病变后有子脏的病变。如水不涵木，即肾阴虚不能滋养肝木，其临床表现在肾，则为肾阴不足，多见耳鸣、腰膝酸软、遗精等；在肝，则为肝之阴血不足，多见眩晕、消瘦、乏力、肢体麻木，或手足蠕动，甚则震颤抽掣等。阴虚生内热，亦现低热、颧红、五心烦热等症状。肾属水，肝属木，水能生木。现水不生木，其病由肾及肝，由母传子。由于相生的关系，病情虽有发展，但互相滋生作用不绝，病情较轻。

（2）子病犯母：又称“子盗母气”。子病犯母系病邪从子脏传来，侵入属母之脏，即先有子脏的病变，后有母脏的病变。如心火亢盛而致肝火炽盛，有升无降，最终导致心肝火旺。心火亢盛，则现心烦或狂躁谵语、口舌生疮、舌尖红赤疼痛等症状；肝火偏旺，则现烦躁易怒、头痛眩晕、面红目赤等症状。心属火，肝属木，木能生火。肝为母，心为子。其病由心及肝，由子传母，病情较重。

疾病按相生规律传变，有轻重之分，“母病及子”为顺，其病轻；“子病犯母”为逆，病重。

2）相克关系传变：包括“相乘”和“反侮”两个方面。

（1）相乘：是相克太过为病，如木旺乘土，又称木横克土。木旺乘土，即肝木克伐脾胃，先有肝的病变，后有脾胃的病变。由于肝气横逆，疏泄太过，影响脾胃，导致消化功能紊乱，肝气横逆，则现眩晕头痛、烦躁易怒、胸闷胁痛等症状；及脾则表现为脘腹胀痛、厌食、大便溏泄或不调等脾虚之候；及胃则表现为纳呆、嗳气、吞酸、呕吐等胃失和降之证。由肝传脾称肝气犯脾，由肝传胃称肝气犯胃。木旺乘土，除了肝气横逆的病变外，往往是脾气虚弱和胃失和降的病变同时存在。肝属木，脾（胃）属土，木能克土，木气有余，相克太过，其病由肝传脾（胃）。病邪从相克方面传来，侵犯被克脏器。

（2）相侮：又称反侮，是反克为害，如木火刑金，由于肝火偏旺，影响肺气清肃，临床表现既有胸胁疼痛、口苦、烦躁易怒、脉弦数等肝火过旺之证，又有咳嗽、咳痰，甚或痰中带血等肺失清肃之候。肝病在先，肺病在后。肝属木，肺属金，金能克木，今肝木太过，反侮肺金，其病由肝传肺。病邪从被克脏器传来，此属相侮规律传变，生理上既制约于我，病则其邪必微，其病较轻，故《难经》谓“从所胜来者为微邪”。

总之，五脏之间的病理影响及其传变规律，可以用五行生克乘侮规律来解释。如肝脏有病，可以传心，称为母病及子；传肾，称为子病及母。这是按相生规律传变，其病轻浅,《难经》称为“顺传”。若肝病传脾，称为木乘土；传肺，称为木侮金。这是按乘侮规律传变，其病深重,《难经》称为“逆传”。

（三）用于指导疾病的诊断

人体是一个有机整体，当内脏有病时，人体内脏功能活动及其相互关系的异常变化，可以反映到体表相应的组织器官，出现色泽、声音、形态、脉象等诸方面的异常变化。由于五脏与五色、五音、五味等都以五行分类归属形成了一定的联系，这种五脏系统的层次结构，为诊断和治疗奠定了理论基础。因此，在临床诊断疾病时，就可以综合望、闻、问、切四诊所得的材料，根据五行的所属及其生克乘侮的变化规律，来推断病情。

1. 从本脏所主之色、味、脉来诊断本脏之病

如面见青色，喜食酸味，脉见弦象，可以诊断为肝病；面见赤色，口味苦，脉象洪，可以诊断为心火亢盛。

2. 推断脏腑相兼病变

从他脏所主之色来推测五脏病的传变。脾虚的患者，面见青色，为木来乘土；心脏病患者，面见黑色，为水来克火，等等。

3. 推断病变的预后

从脉与色之间的生克关系来判断疾病的预后。如肝病色青见弦脉，为色脉相符，如果不得弦脉反见浮脉则属相胜之脉，即克色之脉（金克木）为逆；若得沉脉则属相生之脉，即生色之脉（水生木）为顺。

（四）用于指导疾病的防治

五行学说在治疗上的应用，体现于药物、针灸、精神等疗法之中，主要表现在以下几个方面。

1. 控制疾病传变

运用五行子母相及和乘侮规律，可以判断五脏疾病的发展趋势。一脏受病，可以波及其他四脏，如肝脏有病可以影响心、肺、脾、肾等脏。他脏有病亦可传给本脏，如心、肺、脾、肾之病变，也可以影响肝。因此，在治疗时，除对所病本脏进行处理外，还应考虑到其他有关脏腑的传变关系。根据五行的生克乘侮规律，来调整其太过与不及，控制其传变，使其恢复正常的功能活动。如肝气太过，木旺必克土，此时应先健脾胃以防其传变。脾胃不伤，则病不传，易于痊愈。这是用五行生克乘侮理论阐述疾病传变规律和确定预防性治疗措施。至于能否传变，则取决于脏腑的功能状态，即五脏虚则传，实则不传。

在临床工作中，我们既要掌握疾病在发展传变过程中的生克乘侮关系，根据这种规律及早控制传变和指导治疗，防患于未然，又要根据具体病情而辨证施治，切勿把它当作刻板的公式而机械地套用。

2. 确定治则治法

五行学说不仅用以说明人体的生理活动和病理现象，综合四诊，推断病情，而且可以确定治疗原则和制定治疗方法。

1）根据相生规律确定治疗原则：临床上运用相生规律来治疗疾病，多属母病及子，其次为子盗母气。其基本治疗原则是补母和泻子，所谓“虚者补其母，实者泻其子”（《难经·六十九难》）。

（1）补母：补母即“虚则补其母”，用于母子关系的虚证。如肾阴不足，不能滋养肝木，而致肝阴不足者，称为水不生木或水不涵木。其治疗，不直接治肝，而补肾之虚。因为肾为肝母，肾水生肝木，所以补肾水以生肝木。又如肺气虚弱发展到一定程度，可影响脾之健运而导致脾虚。脾土为母，肺金为子，脾土生肺金，所以可用补脾气以益肺气的方法治疗。针灸疗法，凡是虚证，可补其所属的母经或母穴，如肝虚证取用肾经合穴（水穴）阴谷，或本经合穴（水穴）曲泉来治疗。这些虚证，利用母子关系治疗，即所谓“虚则补其母”。相生不及，补母则能令子实。

（2）泻子：泻子即“实者泻其子”，用于母子关系的实证。如肝火炽盛，有升无降，出现肝实证时，肝木是母，心火是子，这种肝之实火的治疗，可采用泻心法，泻心火有助于泻肝火。针灸疗法，凡是实证，可泻其所属的子经或子穴。如肝实证可取心经荥穴（火穴）少府，或本经荥穴（火穴）行间治疗。这就是“实者泻其子”的意思。

根据相生关系确定的治疗方法，常用的有以下几种。

（1）滋水涵木法：滋水涵木法是滋养肾阴以养肝阴的方法，又称滋养肝肾法、滋补肝肾法、乙癸同源法。适用于肾阴亏损而肝阴不足，甚者肝阳偏亢之证。表现为头目眩晕，眼干目涩，耳鸣颧红，口干，五心烦热，腰膝酸软，男子遗精，女子月经不调，舌红苔少，脉细弦数等。

（2）益火补土法：益火补土法是温肾阳而补脾阳的一种方法，又称温肾健脾法、温补脾肾法，适用于肾阳式微而致脾阳不振之证。表现为畏寒，四肢不温，纳减腹胀，泄泻，水肿等。

这里必须说明，就五行生克关系而言，心属火、脾属土。火不生土应当是心火不生脾土。但是，我们所说的“火不生土”多是指命门之火（肾阳）不能温煦脾土的脾肾阳虚之证，少指心火与脾阳的关系。

（3）培土生金法：培土生金法是用补脾益气而补益肺气的方法，又称补养脾肺法，适用于脾胃虚弱，不能滋养肺脏而肺虚脾弱之候。该证表现为久咳不已，痰多清稀，或痰少而黏，食欲减退，大便溏薄，四肢乏力，舌淡脉弱等。

（4）金水相生法：金水相生法是滋养肺肾阴虚的一种治疗方法，又称补肺滋肾法、滋养肺肾法。金水相生是肺肾同治的方法，有“金能生水，水能润金之妙”（《时病论·卷之四》）。适用于肺虚不能输布津液以滋肾，或肾阴不足，精气不能上滋于肺，而致肺肾阴虚者，表现为咳嗽气逆，干咳或咳血，音哑，骨蒸潮热，口干，盗汗，遗精，腰酸腿软，身体消瘦，舌红苔少，脉细数等。

2）根据相克规律确定治疗原则：临床上由于相克规律的异常而出现的病理变化，虽有相克太过、相克不及和反克之不同，但总的来说，可分强弱两个方面，即克者属强，表现为功能亢进，被克者属弱，表现为功能衰退。因而，在治疗上同时采取抑强扶弱的手段，并侧重制其强盛，使弱者易于恢复。强盛而尚未发生相克现象，必要时也可利用这一规律，预先加强被克者的力量，以防止病情的发展。

（1）抑强：用于相克太过。如肝气横逆，犯胃克脾，出现肝脾不调、肝胃不和之证，称为木旺克土，以疏肝、平肝为主。或者木本克土，反为土克，称为反克，亦叫反侮。如脾胃壅滞，影响肝气条达，当以运脾和胃为主。抑制其强者，则被克者的功能自然易于恢复。

（2）扶弱：用于相克不及。如肝虚郁滞，影响脾胃健运，称为木不疏土。治以和肝为主，兼顾健脾，以加强双方的功能。

根据相克规律确定的治疗方法，常用的有以下几种。

（1）抑木扶土法：抑木扶土法是以疏肝健脾药治疗肝旺脾虚的方法。疏肝健脾法、平肝和胃法、调理肝脾法属此法范畴，适用于木旺克土之证，临床表现为胸闷胁胀，不思饮食，腹胀肠鸣，大便或秘或溏或脘痞腹痛，嗳气，矢气等。

（2）培土制水法：培土制水法是用温运脾阳或温肾健脾药治疗水湿停聚为病的方法，又称敦土利水法、温肾健脾法。适用于脾虚不运、水湿泛滥而致水肿胀满之候。

若肾阳虚衰，不能温煦脾阳，则肾不主水，脾不制水，水湿不化，常见于水肿证，这是水反克土。治当温肾为主，兼顾健脾。

所谓培土制水法，是用于脾肾阳虚，水湿不化所致的水肿胀满之证。如以脾虚为主，则重在温运脾阳；若以肾虚为主，则重在温阳利水，实际上是脾肾同治法。

（3）佐金平木法：佐金平木法是清肃肺气以抑制肝木的一种治疗方法，又称泻肝清肺法。临床上多用于肝火偏盛，影响肺气清肃之证，又称“木火刑金”。表现为胁痛，口苦，咳嗽，痰中带血，急躁烦闷，脉弦数等。

（4）泻南补北法：泻南补北法即泻心火滋肾水，又称泻火补水法、滋阴降火法。适用于肾阴不足，心火偏旺，水火不济，心肾不交之证。该证表现为腰膝酸痛，心烦失眠，遗精等。因心主火，火属南方，而肾主水，水属北方，故称本法为泻南补北，这是水不制火时的治法。

但必须指出，肾为水火之脏，肾阴虚亦能使相火偏亢，出现梦遗、耳鸣、喉痛、咽干等，也称水不制火，这种属于一脏本身水火阴阳的偏盛偏衰，不能与五行生克的水不克火混为一谈。

3）指导脏腑用药：中药以色味为基础，以归经和性能为依据，按五行学说加以归类，如青色、酸味入肝；赤色、苦味入心；黄色、甘味入脾；白色、辛味入肺；黑色、咸味入肾。这种归类是脏腑选择用药的参考依据。

4）指导针灸取穴：在针灸疗法上，针灸医学将手足十二经四肢末端的穴位分属于五行，即井、荥、输、经、合五种穴位属于木、火、土、金、水。临床根据不同的病情以五行生克乘侮规律进行选穴治疗。

5）指导情志疾病的治疗：精神疗法主要用于治疗情志疾病。情志生于五脏，五脏之间有着生克关系，所以情志之间也存在这种关系。由于在生理上人的情志变化有着相互抑制的作用，在病理上和内脏有密切关系，故在临床上可以用情志的相互制约关系来达到治疗的目的。如“怒伤肝，悲胜怒……喜伤心，恐胜喜……思伤脾，怒胜思……忧伤肺，喜胜忧……恐伤肾，思胜恐”（《素问·阴阳应象大论》）。即所谓以情胜情。

但需注意的是，临床上依据五行生克规律进行治疗，确有其一定的实用价值。但是，并非所有的疾病都可用五行生克这一规律来治疗，不要机械地生搬硬套。换言之，在临床上既要正确地掌握五行生克的规律，又要根据具体病情进行辨证施治。

四、知识点归纳

核心思想：五行学说认为，世界由木、火、土、金、水五种基本元素（或能量）构成。它们不是静态的物质，而是五种动态的功能属性，彼此间通过“相生相克”的规律相互作用，构成一个万物关联、循环运动的整体系统。其本质是阐述人体内部及人与自然如何通过相生、相克机制，维持动态平衡（稳态）。这是中医整体观念和辨证施治的理论基础。

中医用五行将人体和自然统统归类：肝（木）、心（火）、脾（土）、肺（金）、肾（水）。肝—木（主疏泄），心—火（主血脉），脾—土（主运化），肺—金（主宣发肃降），肾—水（主藏精）。

基本关系：

1. 相生（促进、资生）：木→火→土→金→水→木（循环）。木生火、火生土、土生金、金生水、水生木。理解为循环滋生的“母子关系”，如木（肝）生火（心）。

五行相生关系可类比为“母子关系”：“生我者”为母，“我生者”为子。如木（肝）生火（心），则肝为母脏，心为子脏。

病理上主要有两种传变方式。

（1）母病及子：指母脏的病变传及子脏。如肾（水）阴虚导致肝（木）阴虚（水不涵木），病情相对较轻。

（2）子病犯母（子盗母气）：指子脏的病变传及母脏。如心（火）火亢盛导致肝（木）火炽盛，病情相对较重。

2. 相克（制约、抑制）：木→土→水→火→金→木（循环）。木克土、土克水、水克火、火克金、金克木。理解为循环制约的“克制关系”，如木（肝）克土（脾）。

3. 生克结合：正常状态是“制化平衡”，即生中有克，克中有生，共同维持系统稳定。

病理状态与五脏对应，平衡被打破则出现疾病，主要有两种模式。

相乘：即“过度克制”，是病理状态。如肝气过强克伐脾土（木旺乘土），导致肝脾不调。

相侮：即“反向克制”，也是病理状态。如肝火过旺反侮肺金（木火刑金），影响肺功能。

治疗原则：治疗的根本目的是纠正五行失衡，恢复平衡。通过“滋水涵木”“培土生金”等方法，利用五行相生相克的规律来调理身体。

根据相生规律：常用“虚则补其母，实则泻其子”。例如：肺气虚（金虚）可补脾土（培土生金）。

根据相克规律：常用“抑强扶弱”。例如：肝气（木）过强乘脾土，治疗应疏肝（抑木）兼以健脾（扶土）。

第四章　脏象（藏象）学说

一、藏象的基本概念

藏，是指藏于人体内的脏腑器官，即内脏。象，即征象、形象，其含义有二：一指脏腑器官的形态结构；二指脏腑的生理功能活动和病理变化表现于外的征象。所以，藏象是指人体脏腑的生理功能活动和病理变化反映于外的征象。

二、脏腑的生理功能与特性

脏腑包括五脏、六腑和奇恒之腑。

（一）五脏

五脏包括心、肺、脾、肝、肾。

1. 心（图 4-1）

位于胸腔之内。心为神之舍，血之主，脉之宗，为五脏之首，在五行属火，在五脏阴阳中属阳中之阳，起着主宰人体生命活动的作用。心的主要生理功能如下。

（1）心主血脉：指心气推动血液在脉中循行，周流全身，发挥营养和滋润作用。

（2）心主神志：指心有主宰人体五脏六腑、形体官窍的一切生理活动和人体精神、意识、思维等心理活动的功能。

- 心
  - 生理特性
    - 心主通明—心脉以通畅为本，心神以清明为要
    - 心火宜降—君火暖炽，下行以温肾阳，使人体上部不热，下部不寒，维持心肾两脏的水火阴阳平衡协调
  - 生理功能
    - 心主血脉
      - 主血
        - 生血—心阴的赤化
        - 行血—心气的推动
      - 主脉——心气推动和调控心脏的搏动，维持脉道通利的作用
    - 心主神明——心具有主宰五脏六腑、形体官窍等生命活动和意识、思维等精神活动的功能
      - 心神通过协调各脏腑之精气以达到调控各脏腑功能之目的，故被称为“五脏六腑之大主”
      - 心还具有接受外界客观事物和各种刺激并做出反应，进行意识、思维、情志等活动的功能
  - 系统联系
    - 心藏神
    - 心在志为喜
    - 心在体合脉，其华在面
    - 心在窍为舌
    - 心在液为汗
    - 心应夏

图 4–1　心的生理功能与特性

2. 肺（图 4–2）

位于胸腔，居横膈之上。肺为魄之处，气之主，在五行属金，在五脏阴阳中属阳中之阴。肺的主要生理功能如下。

（1）肺主气，司呼吸：肺主气，包括主呼吸之气和一身之气两个方面。肺主呼吸之气是指肺是体内外气体交换的场所。肺主一身之气是指肺具有主持、调节全身之气的作用。

（2）肺主宣发和肃降：肺主宣发是指肺气具有向上升宣和向外周布散的作用；肺主肃降，是指肺气具有向内向下清肃通降和使呼吸道保持洁净的作用。

（3）肺通调水道：是指肺气的宣发和肃降运动对体内水液的输布、运行和排

泄起着疏通和调节作用。

（4）肺朝百脉，主治节：肺朝百脉是指全身的血液通过百脉会聚于肺，经肺的呼吸，进行体内外清浊之气的交换，然后再将富含清气的血液通过百脉输送至全身。肺主治节是指肺具有治理调节全身各脏腑组织生理功能的作用。

- 肺
  - 生理特性
    - 肺为华盖
    - 肺为娇脏
    - 肺气宣降
    - 肺喜润恶燥
  - 生理功能
    - 主气，司呼吸
      - 主气—主一身之气
        - 一身之气的生成
        - 一身之气的运行
      - 司呼吸—肺具有吸入自然界清气，呼出体内浊气的生理功能
    - 通调水道—指通过肺气宣发肃降对体内水液的输布，运作和排泄，具有疏通和调节作用
    - 肺朝百脉，主治节
      - 全身的血液都要经过经脉而会聚于肺，经肺的呼吸，进行气体交换，而后输布于全身，即肺气助心行血的生理功能
      - 治理调节呼吸运动，调节全身气机，调节血液运行，调节津液的代谢
  - 系统联系
    - 肺藏魄
    - 肺在志为忧（悲）
    - 肺在体合皮，其华在毛
    - 肺在窍为鼻，喉为肺之门户
    - 肺在液为涕
    - 肺应秋

图 4-2　肺的生理功能与特性

3. 脾（图 4–3）

- 脾
  - 生理特性
    - 脾气宜升
      - 升清—脾主升清，将胃肠吸收的水谷精微上输心、肺、头面，通过心肺的作用化成气血，以营养滋润全身
      - 升举内脏—脾气上升能维持内脏位置的相对恒定，是防止内脏下垂的重要保证
    - 善燥恶湿
  - 生理功能
    - 主运化
      - 运化谷食—脾能够将食物化为精微物质，并将其吸收，转输到全身—传输方式
        - 一是上输心肺，化生气血，布散全身
        - 二是向四周布散到其他脏腑，四肢百骸，即《素问·玉机真藏论》所谓“脾为孤脏，中央土以灌四傍”
      - 运化水液—脾能够将水饮化为津液，并将其吸收转输到全身脏腑，四肢百骸—传输方式
        - 一是脾气散精，上输于肺，通过肺气输布全身
        - 二是“以灌四傍”，向四周散布，发挥滋养脏腑、四肢百骸的作用
        - 三是脏腑气化后多余的水液，在脾的运化作用下，经过三焦，下输膀胱，成为尿液生成之源
        - 四是脾胃气机升降之枢纽作用，使全身津液随气之升降而上腾下达
    - 主统血—脾气有统摄血液运行于脉中，不使其溢出脉外的作用—脾气统摄血液的功能，实际上是气的固摄作用的体现
  - 系统联系
    - 脾藏意—具有思维、记忆、意念的功能
    - 脾在志为思—脾胃运化的水谷精微是思维活动的物质基础
    - 脾在体合肉，主四肢
    - 脾在窍为口，其华在唇
    - 脾在液为涎—脾气布散脾精上溢于口而化生
    - 脾应长夏与脾主四时

图 4–3　脾的生理功能与特性

位于中焦，在左膈之下，形如镰刀。脾的主要生理功能如下。

（1）脾主运化：是指脾具有把饮食水谷转化为水谷精微，并将精微物质吸收转输至全身的生理功能。

（2）脾气主升：是指脾气的运动特点，以上升为主，具体表现为升清和升举内脏两个方面。

（3）脾主统血：是指脾具有统摄、控制血液在脉中正常运行，以防止溢出脉外的生理功能。

4. 肝（图 4–4）

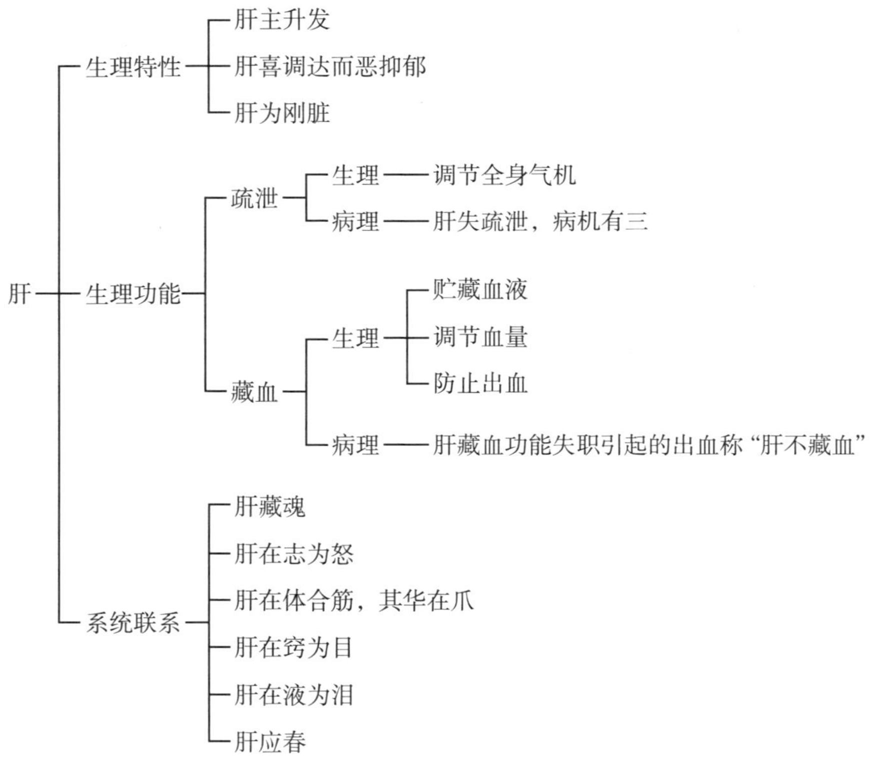

图 4–4　肝的生理功能与特性

位于膈下，腹腔之右上方。肝为魂之处，血之藏，筋之宗，在五行中属木。肝的生理功能如下。

（1）肝主疏泄：是指肝具有疏通、畅达全身气机，使气通而不滞、散而不郁的生理功能。

（2）肝主藏血：是指肝具有贮藏血液、调节血量及防止出血的功能。

5. 肾（图 4–5）

- 肾
  - 生理特征
    - 肾主蛰藏—肾的封藏作用，体现在人体的藏精，纳气，固摄冲任，固摄二便等方面
    - 肾水易升—肾阳鼓动肾阴，与位于人体上部的心气交感互济，维持人体阴阳水火的协调
    - 肾恶燥—肾为水脏，易燥伤阴液为病
  - 生理功能
    - 肾主藏精
      - 主生长发育与生殖
      - 脏腑之本
      - 主生髓化血
      - 主抵御外邪
    - 肾主水
      - 肾主司和调节着机体津液代谢的各个环节
      - 调节尿液的生成和排泄
    - 肾主纳气
      - 保持吸气的深度，防止呼吸表浅
      - 肾的纳气功能，实际上是肾气的封藏作用在呼吸运动中的具体体现
  - 系统联系
    - 肾藏志
    - 肾在志为恐—指肾主意志和记忆的功能
    - 肾在体合骨，荣齿，其华在发
    - 肾在窍为耳及二阴
    - 肾在液为唾
    - 肾应冬

图 4–5　肾的生理功能与特性

肾为封藏之本，精之处，先天之本，脏腑之本，在五行属水。肾的主要生理功能如下。

（1）肾藏精：是指肾具有贮存、封藏精气的生理功能。肾闭藏精气，主要是为精气在体内充分发挥其生理功能而创造必要条件，防止精气从体内无故流失。

（2）骨主水：是指肾具有主持和调节人体津液代谢的生理功能，又称为肾的气化作用。

（3）肾主纳气：是指肾具有摄纳肺所吸入的自然界之清气，保持吸气的深度，防止呼吸表浅的功能。

在肾的上述生理功能中，肾藏精是其最基本的功能，肾主水及主纳气等功能，都是其藏精功能的延伸。因此，在说肾的各种功能时，必须把肾藏精的功能作为最根本的功能来理解和把握。

（二）六腑

六腑是胆、胃、小肠、大肠、膀胱、三焦的总称。六腑的共同生理功能是受盛和传化水谷，具有通降下行的特性。

1. 胆（图 4-6）

因为胆的特殊性，被称为奇恒之腑，这里有两点注意。

（1）虽然胆可以贮藏精气，但是胆会排泄胆汁（精汁），所以用“藏精气而不泻”形容胆是不对的。

（2）胆排泄胆汁到小肠，帮助小肠消化食糜，但是胆并没有直接接触饮食物，故胆不传化饮食物。

胆的生理特点应该是贮藏精气而似脏，形态中空且参与饮食物消化而似腑，故为奇恒之腑。

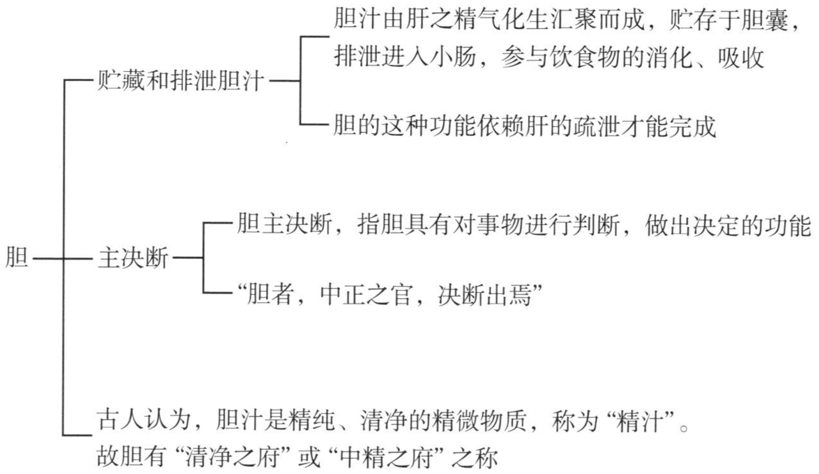

图 4-6　胆的生理功能与特性

胆为六腑之一，又为奇恒之腑。胆位于右胁下。胆的生理功能如下。

（1）胆贮存和排泄胆汁：胆汁来源于肝，由肝之精气所化生，味苦，呈黄绿色，贮存于胆，在饮食物的消化过程中经肝气的疏泄作用向小肠排泄，以促进饮食水谷的消化和吸收。

（2）胆主决断：是指胆具有判断事物、做出决定的作用。

2. 胃（图 4-7）

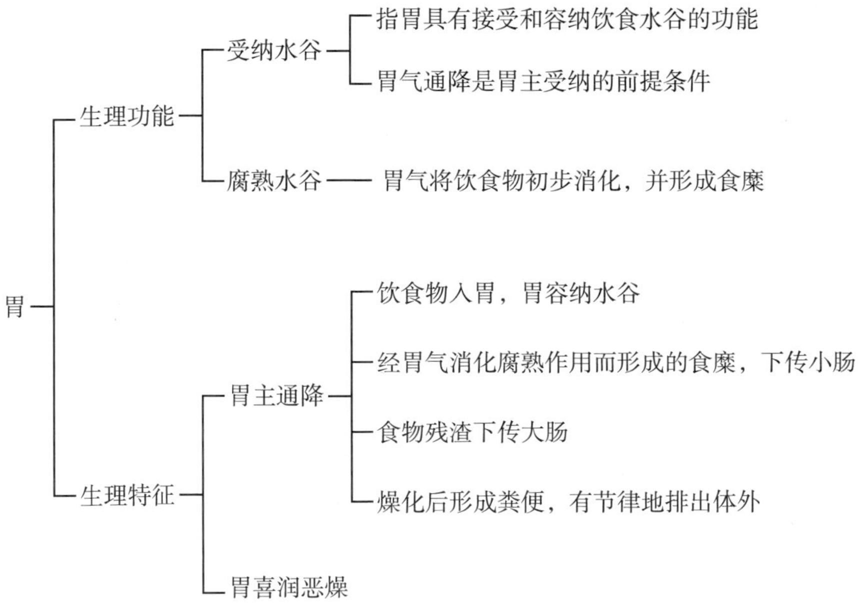

图 4-7　胃的生理功能与特性

胃位于腹腔上部，上接食管，下通小肠。其上口为贲门，下口为幽门。胃又称胃脘，分上、中、下三部。胃的主要生理功能如下。

（1）胃主受纳，腐熟水谷：受纳，是接受和容纳之意。腐熟，是指饮食物经胃的初步消化，变成食糜。饮食入口，经食管容纳并暂存胃中，进行初步消化，故胃有“太仓”之称。

（2）胃主通降，以降为和：胃主通降是指胃的向下通降运动，胃以通降为顺。饮食物入胃，经胃的腐熟后，下行入小肠被进一步消化吸收，小肠将食物残渣下输于大肠，大肠传化糟粕。

3. 小肠（图 4–8）

位于腹中，包括十二指肠、空肠和回肠，其主要生理功能如下。

（1）小肠主受盛化物：是指小肠接受经胃初步消化的食糜，即受盛作用；并对食糜进一步消化，化为精微和糟粕两部分，即化物作用。

（2）小肠主泌别清浊：是指小肠将经过胃初步消化后的食糜分为清浊两部分。清者由小肠吸收。小肠在吸收水谷精微的同时，也吸收大量水液，再经过脾的运化升清作用，上输心肺，输布全身。浊者即食物残渣和部分水液，一方面经胃和小肠的作用通过阑门下送大肠，形成粪便排出体外；另一方将脏腑代谢后产生的浊液，经肾的气化作用下输于膀胱，形成尿液排出体外（图 4–9）。

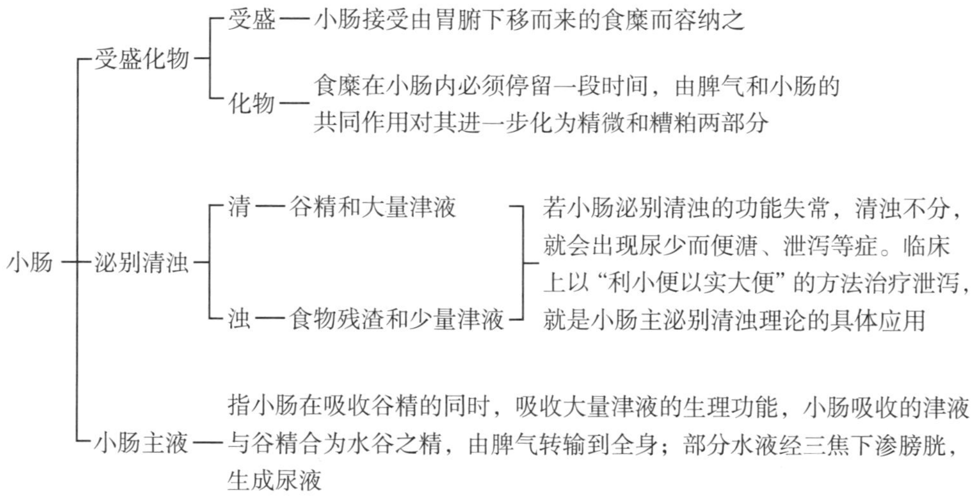

图 4–8　小肠的生理功能与特性

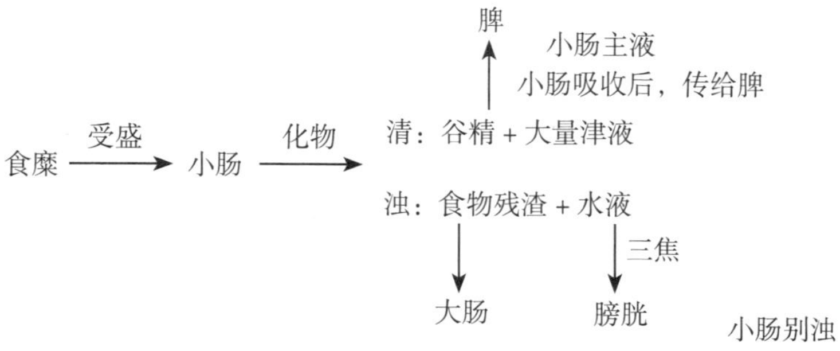

图 4–9　小肠受盛化物及泌别清浊

4. 大肠（图 4–10）

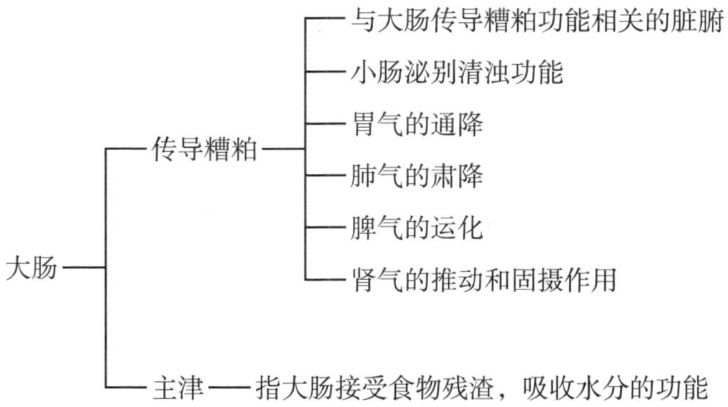

图 4–10　大肠的生理功能与特性

位于腹中，包括结肠和直肠。大肠的主要生理功能是传化糟粕，是指大肠接受小肠泌别清浊后下移的食物残渣，吸收其中多余的水液，形成粪便，经肛门排出体外。

5. 膀胱（图 4–11）

位于小腹部，居肾之下，大肠之前，其上有输尿管与肾相通，其下连尿道，膀胱的主要生理功能是贮存和排泄尿液，即人体的津液经代谢后，其浊液下输于肾，经肾的气化作用化为尿液，由膀胱贮存；尿液在膀胱内贮存至一定程度时，通过肾的气化作用使膀胱开合有度，则尿液可及时自主地排出体外。

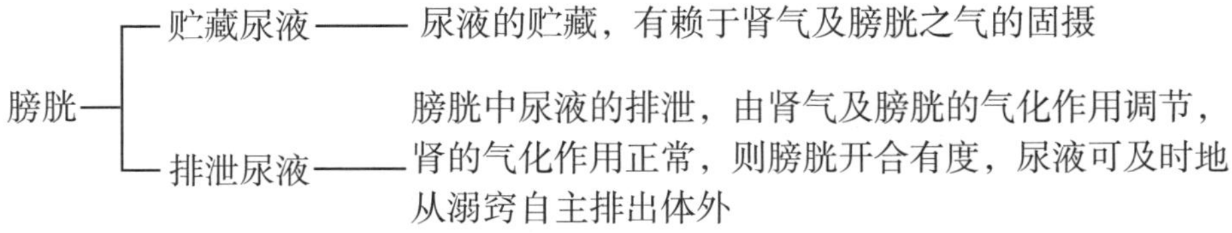

图 4–11　膀胱的生理功能与特性

6. 三焦（图 4–12）

三焦的概念有二。一是指六腑之一，二是指人体上、中、下部位的划分，即三焦是上焦、中焦、下焦的合称。作为六腑之一的三焦，位于腹腔中，其主要生理功能如下。

（1）运行水液：三焦是水液运行的通道。全身水液的输布和排泄，是由肺、脾、肾等多个脏腑的协同作用完成，但必须以三焦为通道，水液的运行才能正常。

（2）通行元气：三焦是元气（原气）运行的通路。元气是人体最根本的气，由肾精化生，但必须以三焦为通道才能运行全身，发挥作用。

- 三焦
  - 生理功能
    - 通行诸气
      - 肾精化生的元气，通过三焦输布五脏，充沛于全身，以激发推动各个脏腑组织的功能
      - 胸中气海的宗气自上而下达于脐下，以资先天元气
    - 运行津液——三焦是全身津液上下输布运行的通道，全身津液的输布和排泄，是在肺、脾、肾等脏腑的协同作用下完成的，但必须以三焦为通道
  - 部位三焦
    - 上焦如雾——是对心肺输布营养至全身的作用形象化的描写与概括，喻指上焦宣发卫气，敷布水谷精微、血和津液的作用，如雾露之灌溉
    - 中焦如沤——是对脾胃、肝胆等脏腑消化饮食物的作用形象化的描写与概括，喻指中焦消化饮食物的作用
    - 下焦如渎——是对大肠、肾和膀胱排泄糟粕和尿液的作用和形式的描写与概括，喻指肾、膀胱、大肠等脏腑排泄二便的功能，如沟渠之通导

图 4–12　三焦的生理功能与特性

水谷运化的过程见图 4–13。

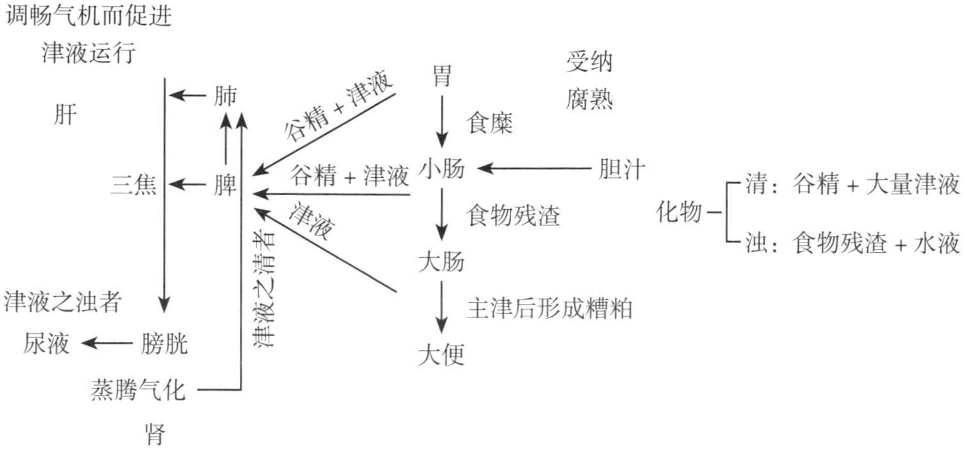

图 4–13　水谷运化的过程

三、五脏之间的关系

五脏之间的关系见图 4–14。

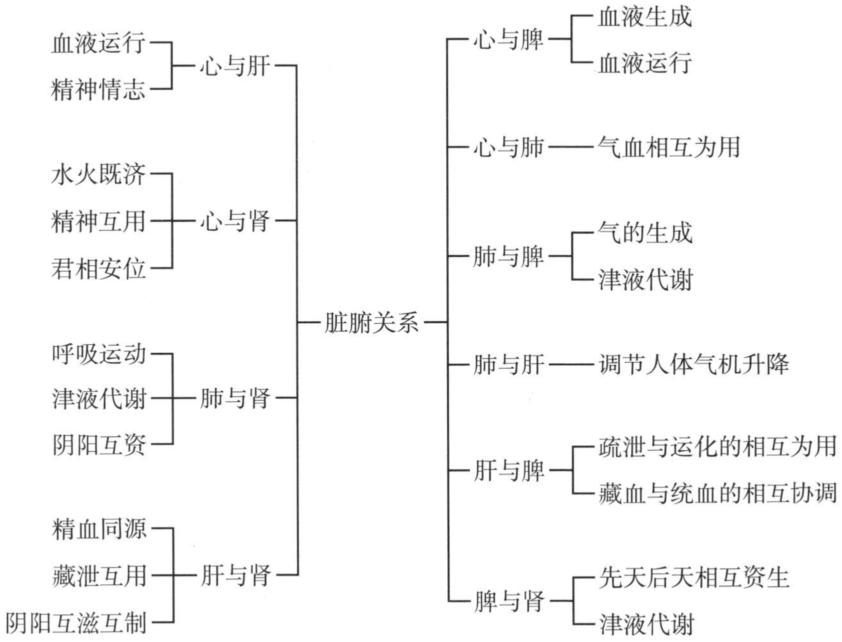

图 4–14　五脏之间的关系

人体是一个有机的整体，它以五脏为中心，通过经络的联结作用，将脏腑、形体、官窍统一起来。

（1）心与肺：心主血脉，肺主气司呼吸。心与肺之间的相互关系，主要表现为气与血的关系。气为血帅，血为气母，心肺生理功能的相互配合是气血正常运行的保障。

（2）心与脾：心主血，脾生血；心主行血，脾主统血。心与脾的关系，主要表现在血液的生成和运行方面。其一是血液生成。脾主运化而为气血生化之源，脾气健运，血液化生有源，心血充足，脾得濡养，脾气健运。其二是血液运行。血液在脉中运行，既有赖于心气的推动而不致迟缓，又依靠脾气的统摄而不致逸出脉外，心脾协同，血液运行正常。

（3）心与肝：心主行血，肝主藏血；心主神志，肝主疏泄而调达情志。心与肝的关系，主要表现在血液运行和精神情志两个方面。其一是血液运行。肝藏血，心行之。心血充足，心气旺盛，则血行正常，肝有所藏，才能充分发挥其贮藏血流和调节血量的作用，肝藏血充足，疏泄正常，随生理需求调节血量，有利于心主血脉。其二是精神情志，心主神志，主精神活动，肝主疏泄，条达情志。心血充盈，心神健旺，有利于肝气疏泄，情志调畅，肝气疏泄有度，情志畅达，有利于心神内守。

（4）心与肾：心与肾之间的关系，主要表现为心肾相交。心在五行属火，位居于上而属阳，肾在五行属水，位居于下而属阴。从阴阳、水火的升降理论来说，在下者以上升为顺，在上者以下降为和。心火必下降于肾，与肾阳共同温煦肾阴，使肾水不寒；肾水必须上济于心，与心阴共同涵养心阳，使心火不亢。这种心肾之间的阴阳水火升降的互济，维持了两脏之间生理功能的协调平衡。

（5）肺与脾：肺司呼吸而摄纳清气，脾主运化而化生水谷之精气；肺主行水，脾主运化水液。肺与脾的关系，主要表现在气的生成和津液代谢两个方面。

（6）肺与肝：肺主肃降，肝主升发。肺与肝的关系，主要表现在气机升降方面。

（7）肺与肾：肺通调水道，肾主水；肺主呼吸，肾主纳气。肺与肾的关系，主要表现在津液代谢和呼吸运动两个方面。

（8）肝与脾：肝主疏泄，脾主运化；肝主藏血，脾主生血统血。肝与脾的关系，主要表现在消化吸收和血液调控两个方面。

（9）肝与肾：肝藏血，肾藏精；肝主疏泄，肾主封藏；肝属木而肾属水，肝为水之子，肾为木之母。肝与肾的关系，主要表现在精血同源，藏泄互用和阴阳互资互制三个方面。

（10）脾与肾：脾为后天之本，肾为先天之本；脾主运化水液，肾主水。脾与肾的关系，主要表现在后天先天和津液代谢两个方面。

四、五脏与六腑的关系

（一）腑与腑之间的相互关系

六腑，包括、胃、大肠、小肠、膀胱、三焦，其生理功能是以传化水谷、输布津液为特点。六腑之间的相互关系，主要体现在饮食物的消化吸收，津液的输布和废物的排泄等方面。饮食物入胃，经胃的腐熟，初步消化成食糜，下传于小肠，同时胆排泄胆汁进入小肠，以帮助其消化。小肠受盛食糜，再进一步消化，并泌别清浊，其清者为水谷精微和津液，经脾的运化和转输，以营养全身；其浊者为剩余的水液和食物残渣，水液通过肾的气化作用经三焦渗入膀胱，形成尿液，排出体外；食物残渣下传于大肠，经大肠吸收水液并向下传导，形成粪便，排出体外。在上述食物的消化、吸收和排泄过程中，还有赖于三焦作为通道以运行水液。由于六腑传化水谷，需要不断地受纳、消化、传导和排泄，盛实更替，宜通而不宜滞，故有“六腑以通为用”之说。

（二）脏与腑之间的关系

（1）心与小肠：心与小肠通过经脉的互相络属构成了表里关系。心主血脉，心阳温煦，心血濡养，有助于小肠的化物功能；小肠化物，泌别清浊，清者经脾上输心肺，化赤为血，以养心脉。

（2）肺与大肠：肺与大肠通过经脉的相互络属而构成表里关系。肺气的肃降有助于大肠传导功能的发挥，而大肠的传导功能正常又有助于肺气的肃降。

（3）脾与胃：脾胃同居中焦，通过经脉相互络属而构成表里关系，脾胃共为气血生化之源，后天之本，脾与胃的关系，主要表现为纳运协调、升降相因、燥湿相济三个方面。

（4）肝与胆：胆附于肝，通过经脉相互络属而构成表里关系。胆汁来源于肝，胆汁的贮藏和排泄有赖于肝的疏泄；而胆汁排泄通畅，又有利于肝的疏泄功能正常发挥。

（5）肾与膀胱：肾与膀胱通过经脉相互络属而构成表里关系。肾为水脏，膀胱为水腑。膀胱的贮尿和排尿功能，有赖于肾的气化和固摄作用。

五、知识点归纳

“藏象”指内在脏腑及其表现在外的生理病理现象。中医通过观察外在征象（如面色、舌象、脉象）来推断内部五脏六腑的功能状态。这是中医诊断的核心思想。

五脏：（心、肝、脾、肺、肾）是人体生命活动的中心，核心功能是化生、储藏气血精津液等生命物质，属阴，贵在充盈，是生命的核心。心：主血脉（推动血液循环）；主神志（统领精神、意识、思维活动）。肺：主气，司呼吸（气体交换）；宣发肃降（调节气、血、水液运行，输布气血津液，通调水道）。脾：主运化（消化食物、吸收输布营养）；主统血（维持血液在血管内运行）。肝：主疏泄（调畅情绪、促进消化、维持气机畅通）；主藏血（储存和调节血量）。肾：主藏精（贮存先天之精，主生殖、生长发育）；主水（调节水液代谢）；主纳气（协助肺部呼吸深度）。

六腑：（胆、胃、小肠、大肠、膀胱、三焦）核心功能是受盛、传化水谷（食物）和排泄糟粕，属阳，其生理特性是“传化物而不藏”，以“通降为顺”。胃：受纳和腐熟食物（“太仓”，初步消化）。喜润恶燥。胆：储存和排泄胆汁（“中精之腑”，助消化）。小肠：接收食糜，受盛化物，并“泌别清浊”（吸收营养，下传糟粕）。大肠：传导糟粕，形成粪便。膀胱：储存和排泄尿液。三焦：是水液和元气运行的通道。

脏腑关系：

1. 心与肾（水火既济）：心火（阳）下降温煦肾水，肾水（阴）上济制约心火。这是人体最重要的阴阳平衡关系。

2. 脾与肾（先天、后天）：肾为“先天之本”（遗传），脾为“后天之本”（营养）。两者相互滋养，脾运化需肾阳温煦，肾精气需脾营养补充。

3. 肝与脾：肝主疏泄，调节脾的消化功能；脾生血，使肝血充足。

4. 肺与脾：肺主气，脾生气。气的生成依赖于脾运化的营养和肺吸入的清气。

5. 肺与肾：肺主呼吸，肾主纳气，共同维持呼吸深度。

脏腑的表里配合关系：中医强调脏腑不是孤立的，而是通过经络相互配对（表里关系），形成功能共同体：心与小肠、肺与大肠、脾与胃、肝与胆、肾与膀胱相表里。

例如：脾（脏）主运化与胃（腑）主受纳相互配合，共同完成消化吸收；肺（脏）气肃降有助于大肠（腑）的传导功能。

第五章　精气血津液学说

精、气、血、津液是构成人体和维持人体生命活动的基本物质，是脏腑经络、形体官窍进行生理活动的物质基础。精、气、血、津液与脏腑经络、形体官窍之间，在生理上相互为用，在病理上相互影响，共同维持人体正常的生理功能活动。

一、精的概念、生成、功能

精的生成、贮藏、施泄及功能见图 5-1。

- 精
  - 生成
    - 先天之精——受之父母
    - 后天之精——来源于吸入清气与水谷精微
  - 贮藏
    - 先天之精——贮藏于各脏腑
    - 后天之精——由脾肺等输送到各脏腑
  - 施泄
    - 分藏于各脏腑，濡养脏腑并推动其功能活动
    - 生殖之精的施泄以繁衍生命——生殖之精，以先天之精为主体，在后天之精的资助，天癸的作用下，化生生殖之精
    - 生殖之精的化生与施泄适度，还与肾气封藏，肝气疏泄以及脾气的运化作用密切相关
  - 功能
    - 繁衍生命
    - 濡养作用
    - 化血作用
    - 化气作用
    - 化神作用
    - 抗邪作用

图 5-1　精的生成、贮藏、施泄及功能

(一) 精的概念

精，是禀受于父母的生命物质与后天水谷精微相融合而形成的一种精华物

质。精可以分为狭义之精和广义之精两类。狭义之精，是指具有繁衍后代作用的生殖之精；广义之精，是指人体内一切有形的精微物质，包括血、津液、生殖之精以及水谷精微等。

（二）精的生成

从精的生成来源而言，精有先天之精和后天之精之分。先天之精禀受于父母，是构成胚胎的原始物质。后天之精来源于水谷，是人出生后赖以维持生命活动的精微物质。

（三）精的功能

精，既是脏腑功能活动的物质基础，又是脏腑功能活动的产物。精的生理功能主要有以下 3 个方面。一是繁衍生命，促进生长发育和生殖；二是濡养脏腑，促进机体生理功能；三是化气化血，促进人体的生命活动。

二、气的概念、生成、功能、分类

（一）气的概念

气，是指人体之气，是人体内活力很强、运行不息的极精微物质，也是构成人体和维持人体生命活动的基本物质之一。

（二）气的生成

人体之气，来源于父母的先天之精气、饮食物中的水谷之精气和存在于自然界的清气，通过肺、脾胃和肾等脏腑功能的综合作用而生成。

（三）气的功能

气的生理功能主要有 5 个方面（图 5–2）。一是气的推动作用，气能激发和促进人体的生长、发育、生殖以及各脏腑经络的生理功能；二是气的温煦作用，气能产生热量、驱除寒冷；三是气的防御作用，气不仅护卫全身肌表、防御外邪入侵，而且祛除侵入人体内的病邪；四是气的固摄作用，气对血、津液等液态物质起到固护、统摄和控制作用，以及气对脏器位置有固护作用；五是气化作用，气化是指通过气的运动而产生各种变化。气化作用的过程，实际上就是体内新陈代谢的过程。

- 气的功能
  - 推动作用
    - 激发和促进人体的生长发育与生殖功能
    - 激发和促进各脏腑经络的生理功能
    - 激发和促进精、血、津液的生成和运行
    - 激发和兴奋精神活动
  - 温煦作用
    - 温煦机体，维持恒定的体温
    - 温煦脏腑，经络、形体、官窍，维持其正常生理活动
    - 温煦精、血、津液，维持其正常运行，输布与排泄，即所谓血“得温而行，得寒而凝”
  - 防御作用
  - 固摄作用
    - 固摄血液，防止其溢出脉外，维持其正常运行
    - 固摄汗液，尿液，胃液，肠液等，防止其丢失
    - 固摄精液，防止妄泄
  - 营养作用——如水谷精气，营气

图 5–2　气的功能

（四）气的分类

根据气的生成来源、分布部位和功能特点的不同，气的分类主要有以下 4 种（图 5–3）。

1. 元气

元气，是人体最根本、最重要的气，是人体生命活动的原动力。元气主要由肾中所藏的先天之精所化，得到后天水谷精气的滋养补充。通过三焦而循行全身，内至脏腑，外达肌肤腠理，无处不在。元气的主要生理功能有两个方面。一方面，元气推动和调节人体的生长发育和生殖功能；另一方面，元气激发全身脏腑经络、形体官窍的生理活动。

2. 宗气

宗气是积于胸中之气，宗气在胸中积聚之处，称为“气海”。宗气是由肺从自然界吸入的清气和脾胃从饮食物中所化生的水谷之精气相互结合而成。宗气的主要生理功能有两个方面。一方面，宗气走息道以司呼吸；另一方面，宗气贯心脉以行气血。

- 气的分类
  - 元气
    - 生成与分布
      - 元气由肾中先天之精化生，根于命门——元气以先天之精为基础，又赖后天之气的培育
      - 元气以三焦为通路循行全身，内而五脏六腑，外而肌肤纹理，无处不到
    - 生理功能
      - 推动和调节人体的生长发育和生殖功能
      - 推动和调节各脏腑、经络、形体、官窍的生理活动
        - 元阳
        - 元阴
  - 宗气
    - 生成——呼吸清气与水谷精气所化生而聚于胸中之气
    - 分布
      - 积于胸中，蓄于丹田
      - 注于气衔，下行于足
      - 贯心脉，走息道
    - 生理功能——行呼吸，行气血，资先天
  - 营气
    - 生成与分布
      - 营气来源于脾胃运化之水谷精微，即水谷精微中的精华部分
      - 和调于五脏，洒陈于六腑，乃能入于脉也，放循脉上下，惯五脏，络六腑也
    - 生理功能——化生血液，营养全身
  - 卫气
    - 生成与分布
      - 卫气来源于脾胃运化之水谷精微，即水谷精微中的慓悍部分
      - 其气慓疾滑利，不能入于脉也，故循皮肤之中，分肉之间，熏于肓膜，散于胸腹
    - 生理功能——防御外邪，温养全身，调节腠理，司寤寐

图 5–3　气的分类

3. 营气

营气是行于脉中而具有营养作用的气。营气在脉中，是血液的重要组成部

分。营气主要来自脾胃运化的水谷精微，由水谷精微中的精华部分所化生。营气的主要生理功能有两个方面。一方面，化生血液。营气注入脉中、化为血液，成为血液的组成成分之一。另一方面，营养全身。营气循脉流注全身，为脏腑经络、形体官窍的生理活动提供营养物质。

4. 卫气

卫气是行于脉外而具有防御作用的气，有护卫人体、避免外邪入侵的作用。

三、血的概念、生成、功能、运行

血的生成、相关脏腑、运行及功能见图 5-4。

- 血
  - 生成
    - 营气加津液，与肺中清气结合，经过心阳赤化
    - 肾藏精，精生髓，可化为血
  - 相关脏腑
    - 脾胃
    - 肝肾
    - 心肺
  - 运行
    - 气的推动作用
    - 气的温煦作用
    - 气的固摄作用
    - 脉道的完好无损和通畅无阻
    - 心主血脉
    - 肝主疏泄，藏血
    - 脾主统血
    - 肺朝百脉，主治节
  - 功能
    - 濡养作用
    - 化神作用

图 5-4　血的生成、相关脏腑、运行及功能

(一)血的概念

血，即血液，是循行于脉中的富有营养的红色液态物质，是构成人体和维持

人体生命活动的基本物质之一。

（二）血的生成

血，主要由营气和津液所组成。血是中焦脾胃受纳运化饮食水谷，吸取水谷精微，其中包含化为营气的精微物质和有用的津液，再经脾气的升清上输于心肺，与肺吸入之清气相结合，贯注于脉，在心气的作用下变化而成。此外，肾精也是化生血液的基本物质。

（三）血的功能

血的生理功能主要有以下两个方面。一是血液具有营养滋润作用，为全身各脏腑组织器官的功能活动提供营养，以维持人体正常的生理活动；二是血液是神志活动的主要物质基础。血富有营养，人的精力充沛、神志清晰、感觉灵敏、思维敏捷均有赖于血液的充养。

（四）血的运行

血在脉管中运行不息，流布于全身，为全身各脏腑器官提供了丰富的营养。血液的正常运行与五脏的生理功能皆相关，尤其与心、肺、肝、脾四脏的关系更为密切。

（1）心主血脉：心气推动血液在脉中运行全身，发挥其营养滋润的作用。心脏、脉管和血液构成了一个相对独立的系统，心气在血液循环中起着主导作用。

（2）肺朝百脉：肺主一身之气而司呼吸，肺主宣发肃降，能调节全身气机、辅助心脏，推动和调节血液的运行；尤其是宗气贯心脉以助心行血。

（3）脾主统血：全身之血有赖于脾气统摄，脾气健运，气足血旺，则气固摄有力，血行常道。

（4）肝主藏血：肝具有贮藏血液、调节血量和防止出血的功能；同时肝主疏泄，调畅气机，对血液的运行也起着重要作用。

四、津液的概念、生成、功能

津液的生成、输布、排泄及功能见图 5–5。

- 津液
  - 生成——主要与脾、胃、小肠、大肠等脏腑有关
  - 输布
    - 脾气散精以输布津液
    - 肺通调水道而行水
    - 肾的蒸腾气化
    - 肝调畅气机以行水
    - 三焦水道通利
  - 排泄
    - 尿液和汗液（主要途径）
    - 呼气和粪便
    - 与津液的排泄相关的脏主要有肾、肺、脾，由于尿液是津液排泄的最主要途径，因此，肾的生理功能在津液排泄中最为重要
  - 功能
    - 滋润濡养
    - 充养血脉

图 5–5　津液的生成、输布、排泄及功能

（一）津液的概念

津液，是机体一切正常水液的总称，包括各脏腑组织器官的内在体液及其正常的分泌物，是构成人体和维持人体生命活动的基本物质之一。

（二）津液的生成、输布与排泄

津液代谢，又称水液代谢，包括津液的生成、输布和排泄，涉及脾、肺、肾等多个脏腑的一系列生理活动。津液的生成来源于饮食水谷，其生成主要与脾、胃、小肠、大肠等脏腑的生理功能有关。津液的输布，主要依靠脾、肺、肾、肝和三焦等脏腑生理功能的协调作用来完成。津液的排泄途径主要有汗液、呼气、尿液和粪。

（三）津液的功能

津液的生理功能主要有以下 4 个方面。一是具有滋润和濡养作用。内至脏腑筋骨，外至皮肤毫毛，都有赖于津液的滋养。二是化生血液的作用。渗入血脉的津液，具有濡养和滑利血脉的作用，也是组成血液的基本物质。三是调节机体阴

阳平衡的作用。人体根据外界环境的变化，通过津液的自我调节使机体保持正常状态，以适应外界变化。四是排泄代谢产物的作用。津液代谢过程中能把机体的代谢产物通过汗、尿等方式不断地排出体外，从而维持机体脏腑组织器官正常的生理功能。

五、气血津液的相互关系

（一）气与血的相互关系

气是血液生成和运行的动力，血是气的化生基础和载体。气与血的关系可概括为“气为血之帅，血为气之母”。

1. 气为血之帅

（1）气能生血：气的运动变化是血液生成的动力。在脏腑之气的作用下，从摄入的饮食物质转化成水谷精微，从水谷精气转化成营气和津液，从营气和津液转化成赤色的血液，均离不开气化作用。

（2）气能行血：血的运行有赖于气的推动。血的运行，主要依靠心气的推动、肺主气助心行血及肝气的疏泄条达。

（3）气能摄血：气对血液具有统摄和固摄作用，使血循行于脉中而不致外逸。

2. 血为气之母

（1）血能载气：血为气的载体，气存于血中，依附于血而不致散失，赖血之运载而达全身。

（2）血能养气：气的充盛及其生理功能的发挥均离不开血液的濡养。

（二）气与津液的相互关系

气与津液的关系，类似于气与血的关系。津液的生成、输布和排泄，均依赖于气的升降出入运动和气的气化、推动和固摄作用；而气在体内的存在及其运动变化，既依附于血，也依附于津液。

1. 气能生津

气是津液生成的动力，津液来源于饮食物质，饮食水谷经脾胃运化、小肠泌清别浊、大肠主津等一系列气化过程而生成。

2. 气能行津

津液的输布、排泄等代谢活动均有赖于气的生理功能和气的运动。通过脾气的转输，肺气的宣降，肾中精气的蒸腾气化，津液才能输布于全身。津液代谢后转变为汗液、尿液或水汽排出体外，也是通过气化作用完成的。

3. 气能摄津

气的固摄作用控制着津液的排泄，使体内津液量保持相对恒定，以维持津液的代谢平衡。

4. 津能载气

津液是气运行的载体之一。气无形而动，必须依赖有形之津液，才能存在体内。

（三）血与津液的相互关系

血与津液都源自脾胃化生的水谷精微，具有滋润濡养的作用。两者来源相似，相互渗透转化，所以将血与津液之间的关系称为“津血同源”。由于津液可化为汗液排泄于外，故又有“血汗同源”之说。

六、知识点归纳

精、气、血、津液是构成人体和维持生命活动的基本物质，是脏腑经络、形体官窍生理活动的物质基础，生理上相互为用，病理上相互影响。

（一）精

1. 概念

禀受于父母的生命物质与后天水谷精微融合而成的精华物质，分狭义与广义。

狭义：具繁衍后代作用的生殖之精。

广义：人体内一切有形精微物质（血、津液、生殖之精、水谷精微等）。

2. 生成

先天之精：禀受于父母。

后天之精：来源于水谷精微与吸入清气。

3. 功能

繁衍生命：促进生长发育与生殖。

濡养脏腑：为脏腑功能活动提供物质基础，推动脏腑功能。

化气化血：转化为气和血，维持人体生命活动。

（二）气

1. 概念

人体内活力强、运行不息的极精微物质，是构成人体和维持生命活动的基本物质之一。

2. 生成

源于父母先天之精气、饮食物水谷之精气、自然界清气，经肺、脾胃、肾综合作用生成。

3. 功能及具体作用

功能	具体作用
推动作用	激发生长发育、生殖，促进脏腑经络功能，推动精气血津液生成与运行，兴奋精神活动
温煦作用	维持恒定体温，温煦脏腑经络、形体官窍，保证精血津液正常运行（血“得温而行，得寒而凝”）
防御作用	护卫肌表防外邪入侵，祛除体内病邪
固摄作用	固护统摄血、津液，固护脏器位置
气化作用	通过气的运动实现体内新陈代谢

4. 分类

类别	生成与分布	功能
元气	肾中先天之精化生，赖后天水谷精气滋养，经三焦循行全身	推动调节生长发育与生殖，激发全身脏腑经络生理活动
宗气	肺吸入清气 + 脾胃化生水谷精气，聚于胸中“气海”	走息道司呼吸，贯心脉行气血
营气	脾胃运化水谷精微之精华，行于脉中	化生血液，营养全身脏腑经络
卫气	脾胃运化水谷精微之慓悍部分，行于脉外	防御外邪，温养全身，调节腠理，司寤寐

（三）血

1. 概念

循行于脉中、富有营养的红色液态物质，是构成人体和维持生命活动的基本物质之一。

2. 生成

主要由营气、津液组成：中焦脾胃运化水谷精微（含营气、津液），经脾气升清输心肺，结合肺吸入清气，在心气作用下化生；肾精亦为化生血液的基本物质。

3. 功能

营养滋润：为全身脏腑组织器官提供营养，维持正常生理活动。

化神作用：是神志活动的主要物质基础，保证精力、神志、感觉、思维正常。

4. 运行

依赖脉道通畅及气的推动、温煦、固摄作用，与心、肺、肝、脾密切相关。

心主血脉：心气主导推动血行。

肺朝百脉：调节气机，助心行血（宗气贯心脉）。

脾主统血：统摄血液防逸出脉外。

肝主藏血 + 疏泄：贮藏调节血量，调畅气机助血行。

（四）津液

1. 概念

机体一切正常水液的总称（脏腑组织内在体液、正常分泌物），是构成人体和维持生命活动的基本物质之一。

2. 生成、输布与排泄

生成：源于饮食水谷，依赖脾、胃、小肠、大肠功能。

输布：依赖脾（散精）、肺（通调水道）、肾（蒸腾气化）、肝（调畅气机）、三焦（水道）协调作用。

排泄：主要途径为汗液、尿液，次要途径为呼气、粪便；肾的作用最关键。

3. 功能

滋润濡养：滋养脏腑筋骨、皮肤毫毛。

化生血液：渗入血脉，为血液组成部分，滑利血脉。

调节阴阳平衡：适应外界环境变化。

排泄代谢产物：通过汗、尿排出废物。

（五）气血津液的相互关系

1. 气与血："气为血之帅，血为气之母"

气为血之帅

气能生血：气化作用推动水谷精微转化为血。

气能行血：心气、肺气、肝气推动血行。

气能摄血：固摄血液防溢出脉外。

血为气之母

血能载气：气依附血存在，靠血运载至全身。

血能养气：为气的充盛与功能发挥提供濡养。

2. 气与津液

气能生津：气的气化作用推动津液生成（脾胃运化、小肠泌清别浊等）。

气能行津：脾气转输、肺气宣降、肾气化推动津液输布排泄。

气能摄津：控制津液排泄，维持代谢平衡。

津能载气：津液为气运行的载体。

3. 血与津液："津血同源""血汗同源"

同源：均源于脾胃水谷精微。

互化：相互渗透转化；津液可化为汗液，故"血汗同源"。

第六章　中医四诊

四诊，是指中医望、闻、问、切四种诊察和收集疾病有关资料的基本方法。

四诊理论，是在长期的医疗实践中逐步形成和发展起来的。中医学认为，人体是一个有机的整体，人体的经络、皮肉脉筋骨等与脏腑息息相关，人体以脏腑为中心，以经络相通联，外部的征象与内在的脏腑功能关系密切，局部的病变可影响全身，内脏的病变也可从神色、形态及五官、四肢、体表组织等各方面反映出来。因而医者可通过目察、耳闻、鼻嗅、口问和按压触摸等“司外揣内”的诊察方法审察人体外部征象，进行整理和归纳，并进行分析、综合、推理、判断，以探求疾病的病因、病性、病位，从而为辨证论治提供充分可靠的依据。

望、闻、问、切四诊之法各有所长，但也各有其局限性，临床诊病时，必须将它们有机地结合起来，四诊合参，切不可偏执，否则难以得到全面、详细的证候资料，会导致诊断的片面性，甚至造成错误的诊断。

一、望诊

望诊，是医生运用视觉，对人体全身和局部的一切可见征象以及排泄物等进行有目的的观察，以获得与疾病有关的辨证资料的一种诊察方法。其在中医诊断学中占有重要地位，被列为四诊之首。其主要内容包括望神、望色、望形态、望头颈五官、望舌、望分泌物及排泄物、望小儿食指络脉等。望诊应在充足的光线下进行，以自然光线为佳。

（一）望神

神，广义是指高度概括的人体生命活动的外在表现，狭义是指神志、意识、思维活动。望神即通过观察人体生命活动的整体表现来判断病情。神以精气为物质基础，精气充盛则神旺，精气虚衰则神疲，故通过望神，可了解患者的精气盛衰，从而判断病情的轻重，推测疾病的发展、转归及预后。

望神主要望患者面部的气色和眼神、形体的动静状态、精神意识、言语气息、对环境的反映等。因“五脏六腑之精气皆上注于目”，目系上连属于脑，目为肝之窍、心之使，所以望眼神最为重要。

神的表现可概括为 4 种。

1. 得神

又称有神，主要表现为精力充沛，神志清楚，表情自然，语言清晰，面色明润含蓄，两目灵活明亮，呼吸顺畅，体态自如，反应灵敏等。得神提示正气充盛，脏腑功能未衰，病情较轻，预后良好。

2. 少神

又称神气不足，主要表现为精神倦怠，动作迟缓，气短懒言，反应迟钝，面色少华等。少神提示正气已伤，脏腑功能不足，多见于虚证。

3. 失神

又称无神，主要表现为精神萎靡，言语不清，或神昏谵语，循衣摸床，撮空理线，或卒倒而目闭口开；面色晦暗，表情淡漠或呆板；目暗睛迷，瞳神呆滞；反应迟钝，动作失灵，强迫体位；呼吸气微或喘；周身大肉已脱。失神提示正气大伤，脏腑功能虚衰，病情严重，预后较差。

4. 假神

假神是垂危患者出现的精神暂时好转的假象，是临终的预兆。主要体现在大病、久病、重病之人，例如原来神昏不清，目无光彩，不欲言语，语言低微，时断时续者，突然转为神志清醒，精神转佳，目光明亮，言语不休，声音响亮，欲见亲人；原来不欲饮食，突然食欲增强，思食索食，甚至暴食；原来面色晦暗，忽见两颧发红，如涂油彩等。假神提示病情恶化，脏腑精气将绝，预后不良。古人喻为“残灯复明”或“回光返照”，临床应特别注意。

（二）望色

望色，是指医生通过观察皮肤的色泽变化以了解病情的方法。皮肤的颜色分为青、赤、黄、白、黑五种，简称五色，其变化可以反映疾病的不同性质和不同脏腑的病症；而皮肤的光泽，即皮肤的荣润或枯槁，可以反映脏腑精气的盛衰。由于面部为十二经脉、三百六十五络的气血之外荣，加之其皮肤薄嫩，色泽变化易现于外，因而望色是以望面部色泽为主。面色分为“常色”和“病色”。常色即正常面色和肤色，因种族不同而异，我国健康人面色为红黄隐隐，明润含蓄。病色是指人体在疾病状态时的面部颜色和光泽。根据患者面部五色变化进行诊察疾病的方法，称为“五色诊”。

1. 青色

主寒证、痛证、瘀血、惊风。

青色五行属木，主病以肝经和厥阴经的病证为主，常见于面部、口唇、爪甲、皮肤等部位。青色为气血运行不畅，经脉瘀阻之色。面色苍白淡青，多属寒邪外袭，或阴寒内盛；面色青灰，口唇青紫，伴心胸闷痛或刺痛，为心阳不振，心血瘀阻；小儿惊风，常于眉间、鼻梁、口唇四周见青色；鼻头色青多腹中痛；重症患者面色青黑，痰涎壅盛，腹胀呃逆，为脾胃气绝。

2. 赤色

主热证。

赤色五行属火，因火热内盛，鼓动气血，充盈脉络所致，常见于颜面、唇、舌、皮肤等部位。主病有实热与虚热之分，实热多因热邪亢盛，虚热多因阴虚火旺。满面通红，为外感发热或脏腑阳盛之实热证；两颧潮红娇嫩，为阴虚阳亢之虚热证。久病重病患者，面色苍白，却时而泛红如妆，嫩红带白，游移不定，多为虚阳浮越之“戴阳证”，此属真寒假热之危重证候。

3. 黄色

主虚证、湿证、黄疸。

黄色五行属土，多为脾失健运，水湿不化，或气血乏源，肌肤失养所致，常见于面部、皮肤及白睛等部位。面色黄白无泽，萎黄无华是脾胃气虚；面目虚浮，为黄胖，多因脾虚湿阻所致；面目一身皆黄属黄疸，鲜明如橘皮色为阳黄，证属湿热熏蒸；晦暗如烟熏为阴黄，证属寒湿郁阻；小儿生后遍体皆黄，多为胎黄。

4. 白色

主虚证、寒证、失血证。

白色五行属金，为阳气虚衰，血行无力，脉络空虚，气血不荣所致，常见于颜面、口唇、舌及皮肤、爪甲、眼眦等部位。血虚者苍白无华；气虚者淡白少华；阳虚者色白无华而水肿；阴虚者常面白而颧赤；面色突见苍白，伴冷汗淋漓，多为阳气暴脱。

5. 黑色

主肾虚证、水饮证、寒证、血瘀证。

黑色五行属水，为阳虚阴寒，水饮内泛，气血凝滞，经脉肌肤失养所致，常见于面部或口唇及眼眶，可分为黧黑、紫黑或青黑。面色黧黑，唇甲紫暗为肾阳虚衰，阴寒凝滞之证；面黑而干焦，为肾阴亏虚，虚火上炎；色黑伴肌肤甲错，为有瘀血；眼眶黑为肾虚或有水饮，妇人多为崩中漏下。

（三）望形态

望形态，是观察患者的形体及活动的状态来诊察疾病的一种方法。

1. 望形体

主要是观察患者形体的强弱、胖瘦等情况。

发育良好，形体壮实，是体质强壮的表现；发育不良，形体消瘦，是体质虚弱的表现。若形体肥胖而肌肉松软，气短乏力，称为“形盛气衰”，多属阳气不足，脾虚有痰湿；形瘦色苍，肌肉瘦削，皮肤干燥，多属阴血不足或虚劳重症。

2. 望姿态

主要是观察患者的动静姿态及肢体的异常动作等情况。

患者的动静姿态和体位与疾病有密切关系。喜动者属阳证，喜静者属阴证。

如卧时身体多转侧，面常向外，多为阳、热、实证；卧时身重不能转侧，面常向里，多为阴、寒、虚证。蜷卧而喜加衣被者，多属寒证。咳喘，坐而仰首，多是肺有痰热，肺气上逆之肺实证；咳喘，坐而俯首，动则喘甚，多是肺虚或肾不纳气证。从患者形体的异常动作来看，如半身不遂，口眼㖞斜，多是风痰阻络；颈项强直，四肢抽搐，角弓反张，是动风之象。关节肿胀、屈伸困难，行动不便，多属痹证；四肢萎弱无力，不能握物和行动，多属痿证。患者手按脘腹者，多为胃脘痛；手托腮部，多为牙痛；弯腰曲背，以手护腰，转侧不利者，多为腰痛。

（四）望头面和五官

1. 望头面

主要是望头的外形、动态和头发的色泽变化。

（1）望头颈：小儿头形过大或过小，伴有智力发育不全者，多属先天不足所致；小儿囟门下陷者，多属津液损伤，髓海不足之虚证；囟门高突者，多为痰热内蕴或温病火邪上攻，亦可见于脑髓有病；囟门迟闭者，多为肾精不足，发育不良。头颈无力抬起，多为虚证或病重；头颈强直者，多由温病火邪上攻引起；头摇不能自主者，多是风动之象。

（2）望头发：正常人发黑浓密润泽者，是肾气盛而精血足的表现。头发稀疏不长，是肾气亏虚；发黄干枯，久病脱发，多是精血不足；突见片状脱发，多属血虚受风，又称“斑秃”；青壮年头发稀疏易落，多为肾虚或血热；青少年发白，或老年发黑，是因禀赋不同，不作疾病论；小儿发结如穗，常见于疳积病。

2. 望五官

（1）望眼：望眼要注意观察眼神、外形、颜色和动态等变化。眼睛黑白分明，目光有神采、视物清晰，转动灵活为有神之象，提示无病或病浅易治；两目暗浊，色滞无光，视物模糊，转动不灵为无神之象，提示病重难治。目赤红肿，多属风热或肝火；白睛发黄，为黄疸；眼睑淡白，属气血不足；眼胞浮肿，多为水肿；眼窝下陷，多为伤津脱液；小儿睡眠露睛，多为脾虚；瞳孔散大，多属精气衰竭。两目上视、斜视、直视，均属肝风内动。

（2）望耳：主要反映肾与肝胆的情况。望耳应注意耳轮色泽及分泌物的变化。耳轮肉厚，色红明润为肾精充足或病浅易愈；肉薄干枯则为肾精不足。色淡白属寒，青黑属痛，焦黑为肾精亏耗之凶兆。耳旁红肿疼痛可因风热外袭或肝胆火热；耳中疼痛，耳聋流脓者为肝胆湿热或胆经有热；久病血瘀可见耳轮甲错。

（3）望鼻：主要反映肺与脾胃的情况。主要望鼻内分泌物和鼻的外形。鼻流清涕，多属外感风寒；鼻流浊涕，多属风热；鼻久流浊涕而有腥臭味的，多为"鼻渊"；鼻翼煽动，初病多为肺热，久病为肺肾精气衰竭；鼻柱溃陷，常见于麻风病或梅毒。

（4）望口唇：主要反映脾胃的情况。主要望口唇的色泽和形态的变化。色红明润为正常；唇色红紫为实热，鲜红为阴虚，樱红为煤气中毒；淡白为脾虚血少；唇色青紫，多为寒凝、瘀滞；环口黧黑，唇卷露齿者，为脾气将绝；睡时口角流涎，多为脾虚或脾胃有热。

（5）望齿龈：主要反映肾与胃的情况。主要望色泽、形态及润枯情况，从而了解胃津和肾液的存亡。龈色淡白者，多为血虚不荣；牙龈红肿者多属胃火上炎；牙龈出血而红肿者，为胃火伤络；不红微肿者，多为虚火伤络；牙齿松动稀疏，齿龈外露者，多为肾虚或虚火上炎。

（6）望咽喉：主要反映肺胃与肾的情况。咽部红赤肿痛多属肺胃有热，兼见黄白脓点为肺胃热盛；若咽部嫩红，痛不甚剧，为阴虚火旺；乳蛾红肿疼痛多为风热或痰火；咽喉有灰白点膜，迅速扩大，剥落则出血可见于白喉。

（五）望颈项

颈项异常改变主要有：颈前颌下结喉之处，有肿物如瘤，或大或小，或一侧或两侧，可随吞咽移动，名曰"瘿瘤"，多由肝郁气结痰凝所致，或与地方水土有关。颈侧颌下，肿块如垒，累累如串珠，名曰"瘰疬"，多由肺肾阴虚，虚火灼液，结成痰核；或因外感风热时毒，气血壅滞于颈部所致。头项拘紧或强硬谓之"项强"。如项强伴有恶寒发热等症，多为风寒侵袭太阳经脉，经气不利所致。

（六）望皮肤

皮肤为一身之表，为机体屏障，内合于肺，脏腑病变可通过经络反映于肌表。望皮肤主要注意色泽形态变化和斑疹的鉴别。

1. 形色变化

正常人皮肤荣润而光泽，是精气充沛的征象。皮肤虚浮肿胀，按有压痕，多属水湿泛滥；皮肤干瘪枯槁者是津液耗伤；皮肤、面目皆黄者，为黄疸；皮肤粗糙如鱼鳞，抚之涩手者，称肌肤甲错，是血虚夹瘀所致。

2. 望斑疹

斑疹是指出现于皮肤表面的红色或紫色片状、点状的皮疹。斑与疹不同：点大成片，平摊于皮下，摸之不碍手者为“斑”；点小如粟，高于皮面，扪之碍手的为“疹”；一般斑重于疹。斑疹多由外感热邪失于透泄，邪郁于肺胃，深入营血所致，斑从肌肉而出，疹由血络外溢。斑疹的色泽，以红润为顺，淡滞为逆。斑疹的形态，以分布均匀，稀疏者为邪浅、病情轻；稠密，或根部紧束有脚，为热毒深重之象；疏密不匀，或先后不齐，或见而即隐，多为邪气内陷之象。内伤杂病见斑疹，一般多属血热，如斑色暗紫，其形较大，时出时隐，则多是气虚不能摄血或挟有瘀血之候。

3. 望痈、疽、疔、疖

红肿高大，根盘紧束，伴有焮热疼痛者为痈，属阳证，多由温热火毒内蕴，气血瘀滞，热盛肉腐而成痈；漫肿无头，肤色不变或晦暗，局部麻木，不热少疼者为疽，属阴证，多由气血虚而寒痰凝滞，或五脏风毒积热，流滞于筋骨及肌肉所致；初起如粟如米，根脚坚硬而深，犹如钉之状为疔，疔毒多由火热毒邪，阻于皮肤，留于经络而成；发于皮表，形小而圆，红肿热痛不甚，容易化脓，脓溃即愈为疖，多由外感热毒或脏腑湿热蕴结而成。

（七）望排泄物与分泌物

排泄物与分泌物包括呕吐物、痰、涎、涕、唾、泪及二便、经、带、汗液、脓液等，观察其色、质、量及其有关变化情况，是进行辨证分析的必要参考资料。一般而言，排出物与分泌物清稀者，多为寒证；黄稠黏者，多属热证。寒凝则阳气不运，功能衰退，水湿不化，以致水液澄澈清冷，排出物及分泌物质地清稀；热邪熏灼，煎熬津液，故排出物及分泌物黄浊而稠黏。

1. 望痰、唾、涎、涕

痰黄黏稠，坚而成块者，多属热痰；痰白而清稀，或有灰黑点者，属寒痰；痰清稀而多泡沫者，属风痰；痰白滑而量多，易咯出者，属湿痰；痰少而黏，难于咯出者，属燥痰。唾为胃之液。胃寒、肾虚者多唾，胃有实邪停滞者亦多唾。涎为脾之液。口流清涎者，属脾寒；口中涎多，见于脾胃虚寒；口中涎黏，多为脾胃湿热。涕为肺液。鼻塞流清涕是外感风寒，鼻流浊涕是外感风热。

2. 望呕吐物

呕吐物清稀无酸臭，多属寒呕；呕吐物秽浊有酸臭味，多属热呕；呕吐物酸腐，夹杂不消化食物，多属伤食；呕吐清水痰涎，胃有振水声，口干不饮者，为痰饮；呕吐黄绿苦水，多属肝胆湿热或郁热。

3. 望大便

大便干结，面红身热者，多属实热伤津；大便干结如羊屎，排出困难，为肠道津亏；大便清稀，完谷不化，或如鸭溏者，属寒湿困脾，或脾胃气虚，大肠传导失职；大便色黄如糜，有恶臭者，属湿热泄泻；大便色黑如柏油样，兼面色不华，或脘腹隐痛者，为胃络出血。

4. 望小便

小便清长量多，伴形寒肢冷，多属寒证；小便短黄量少，尿时灼热疼痛，多属热证。尿血，血色鲜红，尿道热涩疼痛，为血淋，多属热蓄膀胱，损伤血络；尿有砂石，尿赤涩痛，时时中断，为砂淋，多属湿热内蕴，煎熬尿中杂质结而为砂石。

（八）望小儿食指络脉

望小儿食指络脉，对 3 岁以内的小儿，在诊断上有重要的意义。

1. 三关部位

食指络脉的显现与分布：可分为风、气、命三关。食指的第一节部位为风关，第二节为气关，第三节为命关，见图 6–1。

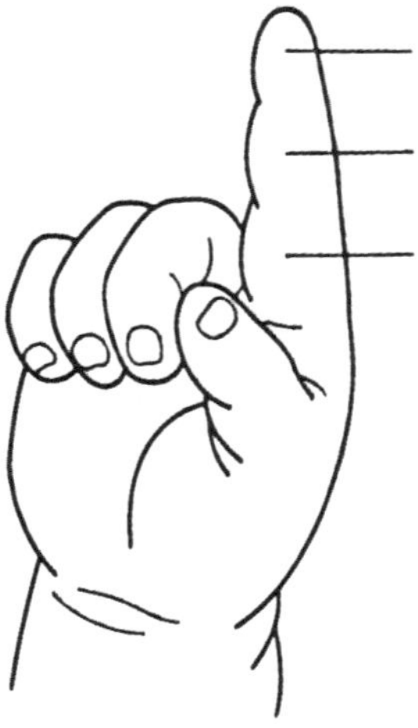

图 6-1　小儿指纹三关图

2. 诊络脉方法

抱小儿向光，医师用左手握小儿食指，以右手大拇指用力适中从命关向气关、风关直推，推数次，络脉愈推愈明显，便于观察。

3. 形色主病

（1）正常络脉：正常络脉为色泽浅红，红黄相兼，隐隐于风关之内。

（2）异常脉络："浮沉分表里，色泽辨病性，淡滞定虚实，三关测轻重"。可见络脉显于风关时，是邪气入络，邪浅而病轻；络脉从风关透至气关，其色较深，是邪气入经，主邪深入而病重；若络脉显于命关，是邪气深入脏腑，可能危及生命，因此称为命关；若络脉直达指端，叫作"透关射甲"，病更凶险，预后不佳。络脉浮露者，主病在表，多见于外感表证；络脉沉滞者，主病在里，多见于外感和内伤之里证。色深浓的病重，色浅的病轻；色淡为虚，色滞为实。

（九）望舌

舌诊历来为医者所重视，望舌对于了解疾病本质，指导辨证论治有重要意义，是中医诊断疾病的重要依据之一。望舌主要是观察舌质和舌苔的变化。舌质也称舌体，是舌的肌肉脉络组织。舌苔是附于舌面的一层苔垢，其由胃气上蒸而成。正常的舌是舌体柔软，活动自如，淡红润泽，不胖不瘦，舌面铺有薄薄的、颗粒均匀、干湿适中的白苔，一般称为淡红舌，薄白苔。

患病时舌质有颜色、形态的改变，主要反映人体脏腑的虚实，气血的盛衰。舌苔有苔色、苔质等异常变化，主要反映病位的深浅，疾病的性质，津液的存亡，病邪的进退和胃气的有无。舌为心之苗，舌通过经络和脏腑联系，反映脏腑生理病理的外候。前人在长期临床实践中发现舌的一定部位与相应的脏腑相联系，并反映着相关脏腑的病理变化。舌尖、舌边、舌中、舌根四个部分，分属于心肺、肝胆、脾胃、肾等有关脏腑。对舌体的分部观察具有一定临床诊断参考价值，见图 6–2。

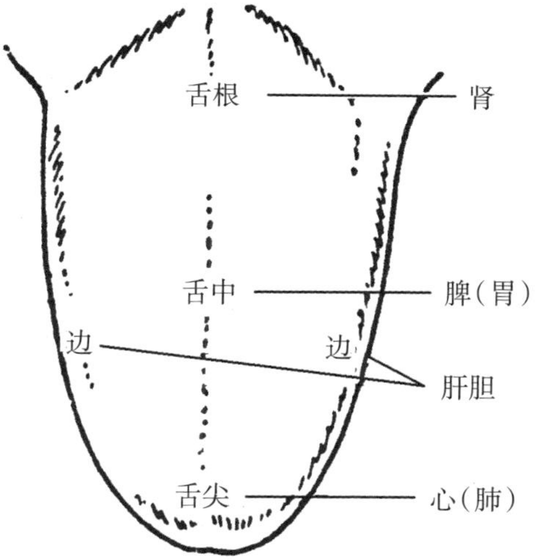

图 6–2　舌诊脏腑部位分属图

望舌时应注意光线充足，以自然光线为佳。患者应注意伸舌姿态，应自然伸舌，不可太过用力。医生应循舌尖、舌中、舌根、两旁顺序察看，先看舌苔，后看舌质，并注意辨别染苔。

1. 望舌质

主要观察舌质的颜色和形态的变化。

1）舌神：是判断正气盛衰和疾病预后的关键。有神指舌质红活荣润，舌体活动自如，提示津液充足、气血充盈，正气未伤，见于常人；若为病中，提示病情轻浅。无神指舌质干瘪晦暗，舌体活动呆滞，提示津液匮乏、气血虚衰，正气已伤，病情危重。

2）舌色：常见的有淡白舌、红舌、绛舌、紫舌四种，现分述如下。

（1）淡白舌：主虚证、寒证。较正常舌色浅淡为淡白舌。如舌淡白不泽或舌体瘦薄，则属气血虚；舌白少津，多属阳虚津亏；若淡白湿润，舌体胖嫩，多属虚寒证。

（2）红舌：主热证，有虚实之分。舌色较正常深的，甚则呈鲜红色，为红舌。若舌色鲜红起芒刺或兼黄厚苔，多属实热证；舌色鲜红少苔或有裂纹或舌红无苔，则属虚热证；舌尖红者为心火亢盛；舌边红者为肝胆火旺。

（3）绛舌：主邪热入营。舌色深红为绛舌，主病有外感与内伤之分。外感病若舌绛或有红点、芒刺，为温病热入营分、血分；内伤杂病若舌绛少苔或无苔，有裂纹，则是阴虚火旺。

（4）紫舌：主热证、寒证、瘀血证。舌质为紫色为紫舌，主病有寒热之分。舌绛紫干枯少津，为热盛伤津，气血壅滞；舌淡紫或青紫湿润者，多是寒凝血瘀。舌面或舌边见紫色斑点、斑块，称瘀点或瘀斑，为血瘀证之征象。

3）望舌形：舌形是舌的形状，包括老嫩、胖瘦、胀瘪、齿痕和芒刺等（图6-3）。

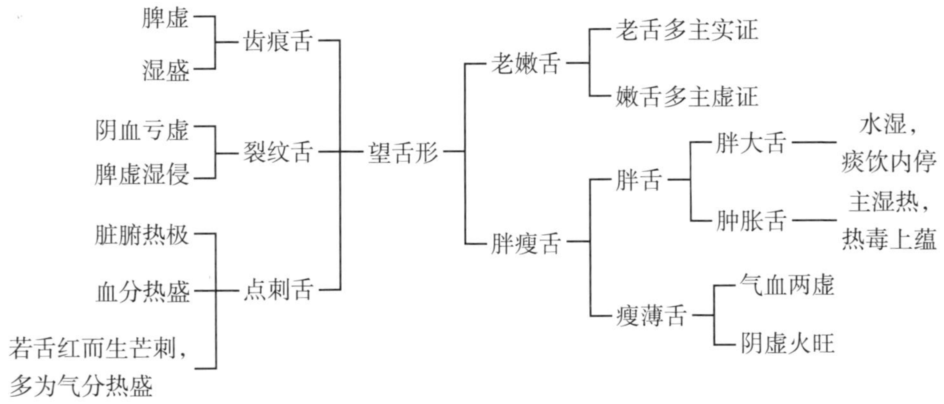

图6-3　望舌形

（1）老嫩：辨虚实的关键。舌质粗糙，坚敛苍老，主实证或热证，多见于热病极期；舌质细腻，浮胖娇嫩，或边有齿痕，主虚证或寒证，多见于疾病后期。

（2）胖大：较正常舌为大，伸舌满口者，称胖大舌。舌淡白胖嫩，舌苔白滑，属脾肾阳虚，水津不布之象；舌体肿胀满口而色深红，多属心脾热盛；舌肿胀，色青紫而暗，多见于中毒。

（3）瘦薄：舌体瘦小而薄，为瘦薄舌。若瘦薄色淡，属气血两虚；瘦薄色红绛而干燥者，多属阴虚火旺，津液耗伤。

（4）裂纹：舌面上有各种明显的裂沟，为裂纹舌。若舌质红绛而有裂纹，多属热盛伤津；舌质淡白而有裂纹，多属气血不足。

（5）齿痕：舌边见牙齿的痕迹者，为齿痕舌，多因舌体胖大而受齿缘压迫所致，故齿痕舌多与胖大舌同见，多属脾虚；若舌质淡白而湿润，多为脾虚而寒湿壅盛。

（6）芒刺：舌乳头增生肥大，高起如刺，为芒刺舌，多属邪热内盛，舌尖芒刺为心火亢盛，舌中芒刺为胃肠热盛，舌边芒刺为肝胆火盛。

4）望舌态：即观察舌体运动时的状态（图 6–4）。

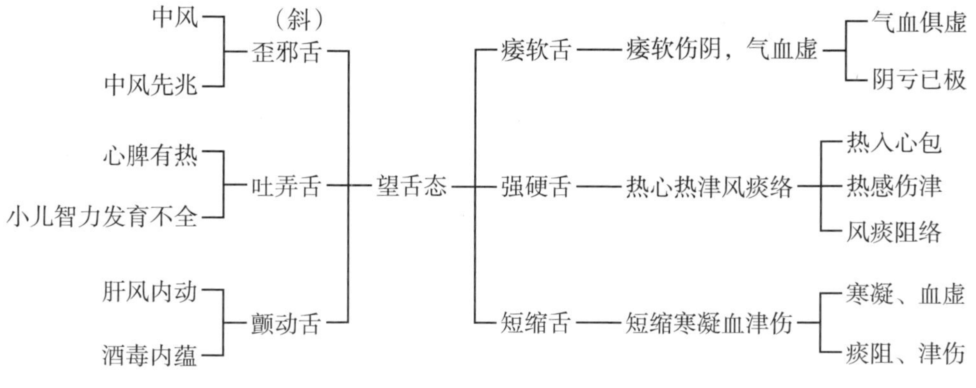

图 6–4　望舌态

（1）强硬：舌体强硬运动不灵活，屈伸不便或不能转动，语言謇涩，为强硬舌。舌强而干，舌色红绛多为热入心包，灼伤津液；舌强不语，口眼㖞斜，多为中风征兆。

（2）痿软：舌体软弱，屈伸无力称痿软舌。若久病舌淡而痿，多因气血虚极；久病舌绛而痿，为阴亏已极；新病舌干红而痿，是热灼津液。

（3）颤动：舌体震颤不定，不能自主为颤动舌。舌红绛而震颤者，多为热极生风，肝风内动，或见于酒精中毒患者；舌淡白而震颤者，多为心脾两虚，气血不足。

（4）㖞斜：舌体伸出时，舌尖向左或向右偏斜，多为风中经络，或风痰阻络而致。

（5）吐弄：舌体伸出，久不回缩为吐舌；舌体反复伸出舐唇，旋即缩回称为弄舌。若全舌青紫而吐舌者，多见于疫毒攻心或正气已绝；弄舌常见于小儿智能发育不全或中风先兆。

（6）短缩：舌体紧缩不能伸长，为短缩舌。若舌淡或青而湿润，为寒凝经脉；舌胖苔腻，为痰浊内阻；舌红干而短缩，是热盛津伤。

2. 望舌苔

1）望苔色：一般舌苔主要有白、黄、灰、黑四种颜色的变化。

（1）白苔：多主表证、寒证、湿证。苔薄白者，多为表证；苔厚白者，多为寒证；苔白腻者，多为湿浊内停或食积；苔白如积粉，为暑湿秽浊之邪内蕴。

（2）黄苔：多主热证、里证。一般黄色越深，热邪越重。薄黄苔常为风热在表；苔深黄为热重；焦黄为热极；苔黄腻为湿热或食积。若外感病苔由白转黄，为表邪入里化热之证；但应注意苔黄滑、舌淡胖嫩，多为阳虚水湿不化。

（3）灰苔：多主痰湿，里证。舌苔灰而润滑，为寒湿内阻或痰饮内停；舌苔灰而干燥，舌质红绛，为热炽津伤或阴虚火旺。

（4）黑苔：黑苔较灰苔色深，主里热极证，又主寒盛证。苔黑而燥裂，甚则生芒刺，多为热极津枯；苔黑而润滑，舌质淡白，为阴寒内盛。

2）望苔质：主要观察舌苔的厚薄、润燥、腐腻、剥脱等变化。

（1）厚薄：能透过舌苔隐隐见到舌质为薄苔，不能见到舌质为厚苔。厚苔表示病邪盛，病情较重。舌苔由薄变厚，表示病邪由表入里，病情由轻转重。舌苔由厚变薄，表示邪气渐退，病情由重转轻。

（2）润燥：反映津液之存亡。正常舌苔是润泽的，为津液上承之证。若舌面水分过多，滑润而湿，甚至伸舌流涎欲滴，称为滑苔，多是水湿内停。舌苔由润转燥，表示热势加重，津液耗伤，病情发展；舌苔由燥转润，表示热邪渐退，津液渐复，病情好转。

（3）腐腻：主要反映中焦湿浊及胃气的盛衰情况。苔质颗粒粗大，疏松而厚，形如豆腐渣堆积舌面，刮之易去为腐苔，多因实热蒸化脾胃湿浊所致；颗粒细腻质密，黏滑不易刮去为腻苔，多为湿浊内盛，阳气被遏所致。

（4）剥脱：舌苔全部退去，不再复生以致舌面光洁如镜，为光剥苔，又称镜面舌，多为胃阴枯竭，胃气将绝。若舌苔剥落不全，剥脱处光滑无苔，余处斑斑驳驳尚残存舌苔，界限明显，为花剥苔；若不规则的大面积脱落，界限清楚，形似地图，称地图舌，多为胃气阴两伤。故观苔之剥落，可测胃气、胃阴之存亡，判断疾病的预后。

3. 舌诊的临床意义

1）舌质与舌苔的关系：在疾病的发生发展过程中，舌质与舌苔的变化是正邪斗争病邪进退的反应。一般情况下舌质与舌苔的变化是一致的，主病是二者的综合。如实热证多见舌红苔黄；虚寒证多见舌淡苔白；热邪内盛，津液耗伤者，则舌红干苔燥；寒湿内停者，则舌润苔滑。临床上若见舌质与舌苔变化不相一致时，应结合全身症状，进行综合分析，做出正确判断。

2）望舌质与舌苔的临床意义：因舌象的变化能较客观地反映病情，所以舌诊对于临床辨证论治，判断疾病转归及其预后，都有十分重要的意义。

（1）判断正气盛衰：因舌质受脏腑气血的荣润，舌苔乃胃气所生，故舌质红润为气血旺盛，舌质淡白则气血虚损；舌苔薄白而润者胃气充盛，舌光无苔是胃之气阴不存。

（2）辨病位深浅：舌苔薄白主外感表证或疾病初起，病位尚浅；苔厚提示病邪入里，病位较深。

（3）区别病邪性质：白苔多主寒证；黄苔多主热证；腐腻苔多主食积、痰浊；若寒邪致病，则舌淡苔白。青紫舌或舌边有瘀点、瘀斑主瘀血证。舌偏歪或强硬，多为中风证。

（4）推断病势的进退：舌苔由白转黄，变为灰黑色，表示病情发展；舌苔由润转燥，多为热盛而津液耗伤；舌苔由厚变薄、由燥转润，常为病邪渐退，津液复生。

（5）测知病情的预后：舌胖瘦适中，活动自如，淡红润泽，舌面有苔，是正气内存，胃气旺盛，预后多佳；若舌质干枯，舌苔骤剥，舌强或偏歪等，多属正气亏损，胃气衰败，病情危重，预后多凶。

需要注意的是，在具体疾病的诊疗过程中，由于疾病发展变化复杂多样，会出现舌苔、舌质变化不一致的情况，此时需结合机体所表现出的其他症状、体征综合分析，做出正确判断。

二、闻诊

闻诊是通过听声音和嗅气味来诊断疾病的方法。听声音是指诊察患者的语言、呼吸、咳嗽、嗳气、呃逆等各种声响；嗅气味是指嗅患者的口气、体气及排泄物等异常气味。

（一）听声音

1. 语声

（1）语声强弱：患者说话声音有强弱，一般语声响亮有力，多言而躁动的，属实证、热证；语声低微无力，少言而沉静的，属虚证、寒证。语声重浊，常见于外感，亦见于湿浊阻滞，为肺气失宣所致。声音嘶哑，不能发音，称“失音”，亦分虚实，实者多肺气不宣，虚者多津液不能上承所致。

（2）语言错乱：语言错乱多属心的病变（表6–1）。如神志不清，语无伦次，声高有力者，称“谵语”，多属热扰心神之实证；神志不清，语言多重复，声低音弱者，称“郑声”，属心气大伤，神无所倚之虚证。言语粗暴，狂躁妄动，哭笑无常，多是痰火内扰，为狂证；抑郁沉闷，自言自语，多是痰气郁闭，为癫证。舌强语謇，言语不清，多见于中风证。

表 6-1　语言错乱的临床表现及病因

类型	临床表现	病因
谵语	神识不清，语无伦次，声高有力	外感热病，温病邪入心包或阳明腑实证、痰热扰乱心神（歌诀：外包阳明痰热扰）
郑声	神识不清，语言重复，时断时续	脏气衰竭，心神散乱
独语	自言自语，喃喃不休，见人语止	心气衰弱，神气不足或痰气交阻，蒙蔽心神
错语	神识清楚而语言时有错乱，语后自知言错	心气虚弱，神气不足，痰湿、瘀血、气滞阻碍心窍
狂言	精神错乱，语无伦次，狂叫骂人	痰火扰神，多见于狂病，伤寒蓄血证
言謇	神志清楚，思维正常，但语言不流利或吐字不清	风痰阻络

2. 呼吸

呼吸主要与肺、肾病变有关。呼吸声高，气粗而促，多为实证和热证；呼吸声低气微而慢，多为虚证和寒证。呼吸急促而气息微弱，为元气大伤的危重证候。久病肺肾之气欲绝，可见虽气粗但呼吸不匀，或时断时续。呼吸困难，短促急迫，甚则鼻翼煽动，或张口抬肩不能平卧的，称为喘。喘气时喉中有哮鸣声的称为哮。哮喘有虚实之分：声高气粗，喉中痰鸣，气以呼出为快的，属实证，多因肺有实邪，气机不利所致；声低息微，呼多吸少，气不接续，或痰鸣不利的，属虚证，乃肾不纳气所致。

3. 咳嗽

有声无痰为咳，有痰无声为嗽，有痰有声为咳嗽。咳声重浊有力，多属实证；咳声低微无力，多属虚证；痰白而清者，多为外感风寒；痰黄而黏稠，多为肺热；干咳无痰或咳少量稠痰，多属燥邪伤肺或阴虚肺燥；咳即痰出，痰稀而多，或吐白泡沫痰者，为痰饮。

4. 呃逆、嗳气

（1）呃逆：俗称“打呃”，是胃气上逆，冲膈动喉而发出的冲击声，其声短而频。若其声高亢而短，响亮有力，多属实证；其声低沉而长，气弱无力，多属虚寒。临床应注意久病呃逆，其声短促低微，断断续续，是胃气衰败的危重征象。

（2）嗳气：为自感气从胃直上冲喉咙发出的声音，其声长而缓，也是胃气上逆的一种表现。饱食之后，偶有嗳气，并非病态。若嗳气酸腐，兼胸脘胀满者，多为食滞内停。嗳声响亮，频频发作，且嗳气后腹胀得减者，多为肝气犯胃之证，常随情志变化而增减。嗳气低沉，无酸腐气味，纳谷不馨，为脾胃虚弱，多见于久病患者或老人。

（二）嗅气味

1. 口气

正常人不会出现口臭。口气臭秽，多属胃热或消化不良，也见于龋齿、口腔不洁。口气酸馊，多是胃有宿食。口气腐臭，多为牙疳或有内痈。

2. 排泄物与分泌物

有恶臭者多属实热证；略带腥味者多属虚寒证。如大便臭秽为热重，有腥味为寒。小便臊臭，多为湿热。矢气奇臭，多为消化不良，宿食停滞。白带清稀，多属脾肾虚寒；气味重而黄稠者，多属湿热下注。

3. 经带气味

带下稀薄味腥，多属虚寒或寒湿；带下黄稠伴异味，多属实热或湿热；行经淋漓不止，色淡无味为脾肾不足；产后恶露臭秽，多为湿热下注。

4. 病室气味

病室有血腥味，多为出血证；有腐臭气味，多为疮疡溃痈；有尿臊味，多为水肿晚期；有烂苹果味者，多为消渴晚期；有尸臭味者，多为脏腑衰败；有臭酸味者，多为有机磷农药中毒。

三、问诊

问诊是医生通过询问患者或家属，从而了解疾病的发生、发展、治疗经过和患者目前自觉症状及既往病史等。中医注重对现在症状的询问，为求问的全面、准确、无遗漏，明代医学家张景岳在总结前人问诊经验的基础上，编成《十问篇》，清代陈修园将其略做修改，而成《十问歌》，后世多按此进行询问。《十问歌》："一问寒热二问汗，三问头身四问便，五问饮食六胸腹，七聋八渴俱当辨，九问旧病十问因，再兼服药参机变。妇女尤必问经期，迟速闭崩皆可见。再添片语告儿科，天花麻疹全占验。"问诊时主要问一般情况、主诉、既往史、个人生活史、家族史等。

（一）问寒热

寒热是疾病中常见的症状。恶寒与畏寒是患者的主观感觉，凡患者感觉怕冷，而加衣被、近火取暖，仍觉寒冷称恶寒；虽怕冷，但加衣被或近火取暖而有所缓解的称畏寒。发热，包括体温高于正常的发热和体温正常而患者自我感觉的发热。

1. 恶寒发热

指恶寒与发热同时出现，多属外感表证，为外邪犯表，邪正交争的表现。因外邪有风寒、风热的不同，故寒热的轻重程度又有所不同。外感风热常表现为发热重、恶寒轻；外感风寒则表现为恶寒重、发热轻。寒热的轻重与感邪轻重、正邪强弱有关：感邪轻者，恶寒发热俱轻；感邪重且正不虚者，恶寒发热俱重；感邪重而正气虚者，恶寒重而发热轻。

2. 但寒不热

患者只觉畏寒而不发热者，称但寒不热，多属寒证。多因阳气虚于内，不能温煦肌表所致，常伴面色苍白，肢冷蜷卧等虚寒证候。寒邪直中脏腑，损伤阳气，也可见畏寒或病变部位冷痛。

3. 但热不寒

患者不恶寒只恶热或发热，称为但热不寒。临床常见以下几种情况。

1）壮热：患者高热不退，不恶寒，反恶热，称为壮热。是由里热亢盛，蒸腾于外所致，常伴烦渴、大汗，脉洪大等。

2）潮热：患者发热如潮汐之定时，或定时热甚，称为潮热。

（1）阴虚潮热：每当午后或入夜低热，五心烦热，甚至有热自深层向外透发的感觉，兼见颧红、盗汗，口干不欲饮，属阴虚生内热。

（2）阳明潮热：热势较高，每于日晡（申时，即下午 3—5 时）甚，兼见腹满，便秘，属阳明腑实证。因热结于阳明，日晡为阳明经气当旺之时，故日晡热甚。

（3）湿温潮热：以午后热甚，身热不扬为特征。其病多在脾胃，因湿遏热伏，热难透达，所以身热不扬，初扪之不觉很热，扪之稍久则觉灼手，多伴有胸闷、呕恶、头身困重、便溏、苔腻等症。

3）低热：即微热，指发热日期较长，而热仅较正常体温稍高。临床多见于阴虚潮热、气虚发热。

4. 寒热往来

恶寒与发热交替而作，称为寒热往来，是半表半里证的特征，为邪正纷争，互为进退的表现。若寒战与壮热交替，发有定时，一日一次，或二三日一次者，则为疟疾。

（二）问汗

汗液是阳气蒸化津液，出于腠理而成。问汗主要诊察有无汗出、部位、时间、性质、多少及兼证。

1. 有汗、无汗

出汗与恶寒发热并见，苔薄白，脉浮缓是表虚证；伴有咽痛，舌边尖红苔薄黄，脉浮数的是风热表证。风、热属阳邪，能导致腠理疏松而汗出。发热恶寒而无汗属表寒证，因寒性凝敛使汗孔闭塞，故无汗。大汗、壮热烦渴者属里实热证，因阳热内盛，迫津外泄，故大汗出。若大汗淋漓，伴有脉微肢冷，神疲气弱，则多属阳虚气脱的重症，又称为“绝汗”。

2. 汗出时间

经常汗出不止，活动后更甚的是自汗，多因气虚、卫阳不固所致。入睡则汗出，醒后则汗止，称为盗汗，多属阴虚，阴虚则阳亢，蒸发阴津而为汗。

3. 汗出部位

出汗仅限于头部，多为上焦邪热或中焦湿热郁蒸所致。若头汗见于大病之后，或老年人气喘、头额汗出，则多为虚证。如重病后期，突然额汗大出，则是虚阳上越，阴不附阳，阴津随气而脱的危象。半侧身体出汗，或上或下，或左或右，都为风痰或风湿阻滞经脉，营卫不调，或气血不和所致。若手足心汗出过多，又兼见口燥咽干，便秘尿黄等，多为阴经郁热熏蒸所致（表 6–2）。

表 6–2　不同部位汗出的病因

汗出部位	病因
头汗	上焦热盛，中焦湿热蕴结、虚阳上越
手足出汗	阴虚内热，阳明燥热内结，脾胃湿热内盛
心胸汗出	心脾两虚，心肾不交
半身汗出	多见于痿病，中风及截瘫患者

（三）问疼痛

问疼痛，主要询问疼痛的部位、性质和持续时间的长短等。

1. 疼痛的性质

导致疼痛的病因病机不同，可使疼痛的性质及特点各异。凡新病疼痛，痛势剧烈，持续不解而拒按者为实证；久病疼痛，痛势较轻，时痛时止而喜按为虚证。

（1）胀痛：胀痛是气滞疼痛的特点，是机体某一部分或某一脏腑气机阻滞，运行不畅所致。其特点是痛而且胀，胀重痛轻，部位不定，嗳气或矢气后能减轻。在机体很多部位都可出现，但以胸脘腹部最常见。

（2）刺痛：刺痛即疼痛如针刺，是瘀血疼痛的特点。疼痛固定不移，拒按。以胸胁、少腹、小腹、胃脘部出现为多。

（3）隐痛：疼痛不剧，但绵绵不休，称为隐痛。多是气血不足，阴寒内生，气血运行滞涩所致。多见于头、脘、腹、腰部的虚性痛。

此外，痛处走窜，病位游移者为游走痛，或为气滞，或为风胜；痛处固定，发于胸胁脘腹，多为血瘀，见于关节为痹证；冷痛者，常因寒邪阻络或阳虚失于温煦所致；灼痛者，多因邪热亢盛；绞痛者，多为有形之邪阻滞气机，或因阴寒之邪凝滞气机；重痛者，常为湿邪困阻，气机不畅所致；酸痛见于肢体多为湿阻，见于腰膝多为肾虚。

2. 疼痛的部位

（1）头痛：头为诸阳之会，手足三阳经循于头面，厥阴经亦上巅顶，五脏六腑之精气皆上注于头，故六淫外袭，内伤诸疾，均可导致头痛。经脉在头部的循行部位不同，故根据头痛的不同部位，可判断其病变属于何经。一般来说，头项痛属太阳经；头侧痛属少阳经；头额痛属阳明经；头顶痛属厥阴经。外感头痛，一般发病较急，痛势较剧，且痛无休止；痰浊头痛，多因脾失健运，痰浊内生上蒙清窍而致；瘀血头痛，多为久病入络，气滞血瘀，脉络阻塞不通所致。因气血精髓亏虚，不能上荣于头，致脑海空虚的头痛，属于虚证：其气虚头痛者，多因中气亏虚，清阳不升，脑府失养所致；血虚头痛者，多因营血不足，不能上荣清窍所致；肾虚头痛者，是肾精不足，髓海空虚所致。

（2）胸痛：胸为心肺所居，故心肺的病变，均可导致胸部疼痛。胸闷痛而痞满者，多为痰饮；胸胀痛而走窜，嗳气痛减者，多为气滞；胸痛，咳喘发热，多为肺热；胸痛伴潮热、盗汗、颧红，多是肺痨；胸痛彻背，背痛彻心，多为心阳不振，痰浊阻滞的胸痹；胸前闷痛如刺，甚如刀绞，伴有汗出肢冷的，多属气血瘀阻，阳气衰微之证；胸痛而咳吐脓血者，多见于肺有脓疡。

（3）胁痛：多与肝胆病关系密切，可见于肝郁气滞、肝胆湿热、肝胆火旺、瘀血阻络及水饮内停等病证。

（4）胃脘痛：胃脘冷痛，得热则减，为寒邪客胃；胃脘灼热，消谷善饥，口臭便秘，属胃火炽盛；胃脘隐痛，喜温喜按，呕吐清水，属胃阳虚；胃脘隐痛，嘈杂，饥不欲食，舌红少苔，为胃阴虚；胃脘刺痛，痛有定处，属胃腑瘀血；若食滞胃脘，可致胃脘胀闷疼痛，嗳腐吞酸。

（5）腹痛：腹部分为大腹、小腹、少腹三部分。脐以上为大腹，属脾胃；脐以下为小腹，属肾、膀胱、大小肠及胞宫；小腹两侧为少腹，是肝经经脉所过之处。大腹隐痛，喜温喜按，为脾胃虚寒或寒客腹中；小腹胀痛，小便不利者，是膀胱气化不利，属癃闭；少腹冷痛，牵引阴部，为寒滞肝脉；绕脐痛，有块状物或条状物，按之可移者，为虫积。

（6）腰痛：腰为肾之府，腰痛多见于肾的病变。因风、寒、湿邪阻滞经脉，或瘀血阻络者，均为实证；因肾精不足或阴阳虚损失于濡养、温煦所致者，为虚证。

（7）四肢痛：四肢痛，或在关节，或在经络，或在肌肉，多由风寒湿邪的侵袭阻碍气血运行所致。亦有因脾胃虚弱，水谷精气不能运于四肢而致者。若足跟独痛，或腰膝酸痛者，多属肾虚，常见于年老体弱之人。

（四）问饮食口味

问饮食口味包括问食欲、食量、口渴与口味等方面。

1. 食欲与食量

了解患者的食欲状况，进食多少，对于判断其脾胃功能以及疾病的预后有较为重要的临床意义。食少纳呆者，或为脾胃气虚，或为内伤食滞，或为湿邪困脾；厌食脘胀，嗳腐吞酸，多是食停胃脘；厌食油腻，胁胀呕恶，可见于肝胆湿热，横逆犯胃。消谷善饥者，多为胃火炽盛，伴有多饮多尿者，可见于消渴病。饥不欲食者，常因胃阴不足所致。小儿嗜食异物，如泥土、生米等，多是虫积之证。

在疾病过程中，食量渐增，提示胃气渐复；食量渐减，常为脾胃功能衰竭的表现。但久病重病，厌食日久者，突然思食、索食、多食，多为脾胃之气将绝之“除中”证，属“回光返照”之象。

2. 口渴与饮水

口渴与否，饮水多少，常反映津液的盈亏和输布情况。病变过程中口不渴，标志津液未伤，多见于寒证。如口渴喜冷饮，兼壮热面赤，烦躁多汗，脉洪大者，属实热证。口渴引饮，小便量多，兼能食消瘦者，为消渴病。汗、吐、下太过，耗伤津液，亦可见口渴引饮。口渴不多饮，为津伤不重，或津液输布障碍所致。若口干不欲饮，颧红，潮热者，为阴虚证；口渴喜热饮，所饮不多，或饮入即吐者，属痰饮内停，阳虚不能化水所致。

3. 口味

即患者口中的异常味觉（表 6–3）。口淡乏味，属脾胃气虚。口甜或黏腻，属脾胃湿热，多因过食肥甘，滋生湿热，湿热浊气上泛于口所致。口中泛酸，多为肝胃不和，为肝气犯胃，致胃失和降而泛吐酸水。口苦多属热证，或见于胃热、肝胆湿热、外感发热。口咸多属肾病。

表 6–3　不同口味的病因

异常味觉	病因
口淡	脾胃虚弱，寒湿内阻
口苦	实热证，尤以心、肝、胆火旺者多见
口甜	脾胃湿热，脾虚
口酸	肝胃郁热，伤食证
口咸	肾阴不足，虚火上炎，肾阳亏虚，寒水上泛
口涩	燥热防津，脏腑热盛
口黏腻	脾胃湿热，食积化热，痰湿内盛

（五）问睡眠

睡眠失常主要有失眠和嗜睡两种变化。

1. 失眠

是以经常不易入睡，或睡而易醒，不能复睡，甚至彻夜不眠为其证候特点，且常伴有多梦或噩梦纷纭。失眠是阳不入阴，神不守舍的病理表现。其致病原因主要有两方面：一是营血亏虚，不能濡养心神，或阴虚火旺，内扰心神，以致阳不入阴，心神不宁而失眠、多梦；二是邪气干扰，如痰热上扰心神；或伤食停胃，胃失和降，浊气上泛，扰动心神而致失眠，即“胃不和则卧不安”。

2. 嗜睡

是不分昼夜，时时欲睡的症状。多因机体阳虚阴盛或湿困脾阳所致，亦可见于温病邪入心包的患者。如困倦嗜睡，伴头目昏沉，身重脘闷者，为痰湿困脾，清阳不升所致。若食后嗜睡，伴神疲倦怠，食少纳呆者，多属中气不足，脾失健运所致。大病后，精神疲乏而嗜睡，是正气未复的表现。而热性病出现高热昏睡，为热入心包之象。

（六）问二便

问二便，应注意二便的性状、颜色、时间、气味、量的多少以及排便次数和伴随症状等。

1. 大便

（1）便秘：指大便干燥，排出困难，排便次数减少，称为便秘。便秘又辨虚实：阳虚气弱，推动无力，或阴虚血少，肠燥便结者，为虚秘，多见于久病、老人、孕妇产后；新病伴腹胀腹痛或发热者，多属实证、热证。

（2）泄泻：泄指大便稀软不成形；泻指粪便如水下注者。如大便清稀如水或兼有恶寒发热者，多为外感寒湿；大便黄褐、热臭、肛门灼热多为湿热；大便酸臭为食积；久泻不止，腹胀纳呆，面色萎黄多为脾虚；完谷不化，便稀溏薄，迁延日久，多为脾虚泄泻；黎明前腹泻为肾阳虚；大便脓血，伴里急后重，多为痢疾。

2. 小便

（1）尿量增多：若小便清长量多，伴畏寒神疲，属虚寒证；若小便多，伴口渴多饮，饮一溲一者，多为消渴病；若排尿频数，或尿失禁，尿量多，色澄清者，为肾气不固，膀胱失约；若夜尿增多，小便清长，多见于老年人或肾阳虚者。

（2）尿量减少：若尿量少色赤，多属热盛伤津，或汗、吐、下后伤津所致。若尿少肢肿，属水湿内停，气化不利的水肿病。小便不畅，点滴而出者为癃；小便不通，点滴不出者为闭，统称癃闭，多因湿热蕴结膀胱，或瘀血、结石阻塞，则属实证；若因肾阳亏虚，不能气化所致，则为虚证。

（3）排尿感异常：如排尿不畅而痛，或尿意急迫，尿道有灼热感，多为湿热下注的淋证；尿后余沥不尽，为肾气不固；睡眠中不自主排尿为遗尿，为肾气不固，膀胱失约的虚证。

（七）问经带

女性患者除以上内容之外，还应询问其经、带、胎、产等情况。

1. 月经

主要询问月经的周期、行经天数、经量、经色、血质等。月经正常周期一般为28d左右，行经3～5d，量适中，色正红，无瘀块。

1）经期异常：若月经周期提前8d以上，且连续两个月以上者，称为月期先期。月经先期而至，且经色深红，质稠量多者，为血热迫血妄行所致；月经先期，经色淡红，质稀量多者，为气虚不能摄血所致。月经周期延后8d天以上，且连续两个月以上者，称为月经后期。月经后期而经色淡红，质稀量少者，属血虚，为血少经血不能按时满溢所致；若月经后期，经色紫暗有块，量少，为寒凝血瘀，因寒邪阻滞经脉，故血行不畅而有块。

月经或前或后8d以上，经期错乱不定者，称为月经先后无定期。月经经量或多或少，经前或月经刚来时，乳房胀痛，或痛连及两胁者，属肝郁肾虚。因肝郁肾虚，疏泄闭藏失司，以致冲任气血功能紊乱，则月经周期错乱。若经量少而色淡，兼神疲乏力者，属心脾两虚。由于心脾两虚，气血不足，冲任失盈，以致经来先后不定期。

2）经量异常：由于个体体质、年龄的不同，在正常情况下，经量的多少各有差异，均属生理范围。经量超过生理范围，称为月经过多。经量明显少于生理范围，称为月经过少。一般经量多、色红而稠者为实证、热证；量多色淡者为气虚证；量少色淡者为精血亏虚证。

3）经行异常：正常月经，每月一次，经常不变，故称月经。若超出正常范围，就属异常。两月一行的称并月；三月一行的称居经；一年一行的称避年；终身不来月经而能受孕的称暗经；受孕后按月仍有少量月经的称激经；以上都属于生理上的特殊现象，不是月经疾病。而病理变化的月经异常，除上述经期、经量异常外，临床常见的有经行腹痛、经闭不行、崩漏等。

（1）经行腹痛：指在经期前后，或行经期间发生阵发性下腹疼痛，甚至剧痛难忍，并伴随月经呈周期性发作者，又称痛经。经前小腹胀痛，经后痛减者，属气滞血瘀之实证；经后小腹隐痛，兼见腰酸者，为气血不足或肾虚之证；经行小腹冷痛，得热痛减者，属寒证，是寒凝胞络所致。

（2）经闭不行：女子发育成熟后，月经应来而未来，或曾来后又不因妊娠、哺乳或绝经而中止3个月以上者，称为经闭不行。多因气虚血少，血海空虚；或血瘀不通；或寒凝经脉；或痰湿阻滞等所致。

（3）崩漏：月经忽然大下不止，谓之“经崩”，长期淋漓不断，称为“经漏”。“漏者崩之渐，崩者漏之甚”，所以历代医家都将崩漏并提。崩漏经色深红有块者，多属热证；经色淡红无块者，多为冲任损伤或中气下陷、脾虚不能统血所致。

2. 带下

正常情况下，妇女阴道内分泌少量白色黏液，以起滋润作用，若分泌量过多、淋漓不断，或色质改变，或有臭味，即为带下病。若带下色白、量多、质清稀、无臭味者，称为白带，属寒湿，是脾虚不运，寒湿下注所致；若带下色黄、量多、质黏稠、味臭秽者，称为黄带，属湿热，是因湿郁化热，湿热下注所致；若带下色红黏稠、或赤白相间、微有臭味者，称为赤带，多因情志不舒，肝郁化热损伤胞络所致。应注意妇女绝经期后仍见赤带淋漓不断者，须考虑是否为癌症引起，应及早请专科检查，以防延误病情。

（八）问小儿

小儿科古称“哑科”，不仅问诊困难，而且不一定准确。问诊时，若小儿不能述说，可以问其家属。问小儿病，除一般问诊内容外，还应根据小儿的生理特点，注意询问出生前后的情况。是否患过麻疹、水痘，是否预防接种，以及喂养、发育情况和父母兄妹的健康状况与有无遗传性疾病等。关于起病原因，应问有无受凉、受寒、伤食等。上述都要根据情况，进行详细询问。

四、切诊

切诊包括脉诊和按诊，是医生运用指端的触觉，在患者的一定部位进行触、摸、按、压诊察病情的方法。

（一）脉诊

脉诊，是医生运用指端的触觉切按患者脉搏，探测脉象，以了解病情变化，辨别病证的诊察方法。

1. 脉象形成的原理及临床意义

1）原理：脉象的形成与脏腑气血密切相关。因心主血脉，脉为血之府，在心气的推动下，血液在脉管中运行，故气动脉应，脉搏乃生；宗气贯心脉，以推动血液的运行；而血液行于脉中，除心主血脉的主导作用外，还有赖于各脏腑协调配合才能正常。如肺朝百脉，脾胃为气血化生之源、脾主统血，肝藏血及主疏泄，以调节循环血量；肾藏精，肾精所化之气为人体阳气之根，肾精所化之血为血液来源之一。

2）临床意义：因脉象的形成与脏腑气血关系十分密切，那么脏腑气血发生病变，血脉运行受到影响，脉象就有变化，故通过诊察脉象，可以判断疾病的病因、病位、病性、邪正盛衰与推断病情轻重及疾病的预后。

（1）判断疾病的病位、性质和邪正盛衰：脉象的浮沉常反映病位的浅深，脉浮，病位多在表；脉沉，病位多在里。脉象的迟数可反映疾病的性质，如迟脉多主寒证，数脉多主热证。在病变过程中，邪正斗争的消长，产生虚实的病理变化，而脉象的有力无力，可反映疾病的虚实证候，脉虚弱无力，是正气不足的虚证；脉实有力，是邪气亢盛的实证。

（2）推断疾病的进退预后：脉诊对于推断疾病的进退预后，有一定的意义。如久病脉见缓和，是胃气渐复，病退向愈之兆；久病气虚、虚劳、失血、久泄而见洪脉，则多属邪盛正衰危候。外感热病，热势渐退，脉象出现缓和，是将愈之候；若脉急疾，烦躁者则为病进之危候。

2. 诊脉的部位与方法

（1）诊脉的部位：诊脉部位历来有多种，现在临床运用“寸口诊法”，即切按患者两手腕后桡动脉搏动明显处。寸口脉分为寸部、关部、尺部三部分。正对腕后高骨（桡骨茎突）为关部，关之前为寸部，关之后为尺部。两手各有寸、关、尺三部。它们分候的脏腑是：左寸候心，左关候肝，左尺候肾；右寸候肺，右关候脾，右尺候命门。这在临床上有一定的参考意义，但还须结合其他体征和症状做综合分析，见图 6–5。

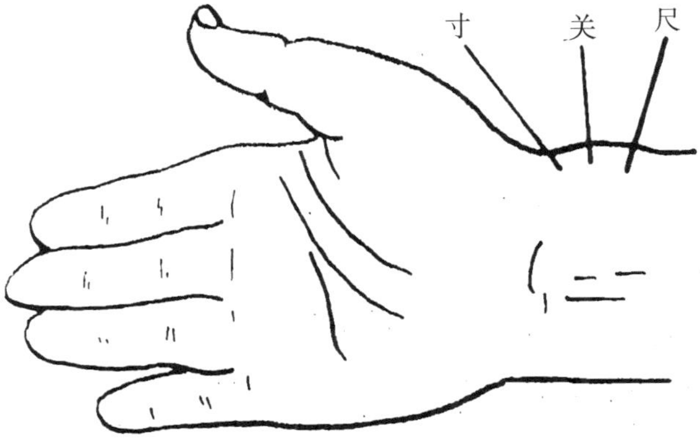

图 6–5　脉诊寸关尺部位图

（2）诊脉的方法：诊脉的时间以平旦为宜，可不必拘泥，但应先让患者稍事休息，使气血平静一些。诊脉时，患者取坐位或正卧位，手掌向上平放与心脏同一水平，以便气血通畅。医生用左手诊患者的右手脉，用右手诊患者的左手脉。医生先用中指按在患者高骨上定关部，再用食指按寸部，无名指按尺部。三指应呈弓形斜按在同一水平，以指肚接触脉体，以便按寻。三指的疏密，应以患者的高矮适当调整。小儿寸口脉狭小，不能容三指，可用“一指（拇指）定关法”，而不细分三部。3 岁以下的小儿，可用望指纹代替切脉。

诊脉时常用 3 种指力体察脉象：用轻指力按在皮肤上称举，又称浮取或轻取；用重指力按在筋骨间称沉取或重取；指力不轻不重，经委曲求之称为寻。三指平布同时切脉的，称为总按法；单用一指切脉的，称单按法。医生根据临床的需要，可用举、按、寻或相反的顺序反复触按。也可分部取一指直压以体会脉象的变化。寸、关、尺三部，每部有浮、中、沉三候，合称三部九候。

诊脉时，应注意保持环境安静。诊脉者必须呼吸均匀，态度认真，把注意力集中于指下。每次诊脉时间：每侧脉搏跳动不得少于 50 次，即须满五十动，方能察知五脏之气。

诊脉时，应着重体察脉象，即脉动应指的形象，包括频率、节律、充盈度、显现的部位、通畅的程度和波动的幅度等。通过诊察其变化，从而辨别病证的部位、性质以及正邪盛衰等情况。

3. 正常脉象

正常脉象又称“平脉”或“常脉”。平脉形态是：三部有脉，不快不慢（一息四到五至，每分钟 60 ～ 80 次），不浮不沉，不大不小，从容和缓，柔和有力，节律一致，尺脉沉取有一定力量，即有胃，有神，有根。

脉象与人体内外环境的关系非常密切。由于年龄、性别、体质、情绪、劳逸、饮食、精神状态及气候等因素的不同，脉象也可有差异。如四时脉象的变化为：春弦、夏洪、秋浮、冬沉。年龄性别不同，其表现也不相同：成年女性较成年男性脉略快而弱；瘦人脉多稍浮，胖人脉多沉；小儿脉搏偏快，青壮年人脉搏有力，老年人脉搏多较弱；运动员脉多迟缓，都不属于病脉。当人在运动、饮食及精神刺激时，也常能影响脉象的变化，但都是暂时性的波动，稍事休息，脉象可恢复正常。

此外，有的人脉不见于寸口，而从尺部斜向手背，称斜飞脉；若脉出现在寸口的背部，称反关脉，均为桡动脉位置异常所致，不做病脉。

4. 常见病脉与主病

疾病反映于脉象的变化，即为病脉。病与脉是密切相关的，不同的脉标志着不同的病，但不能单凭脉象来诊断疾病，须四诊合参，综合判断。病脉分类很多，历代各有不同。如《脉经》提出二十四脉；《诊宗三昧》分为三十二脉；《景岳全书》分为十六脉；《濒湖脉学》分为二十七脉；《诊家正眼》分二十八脉（表 6–4）。现将临床常见的 20 种脉的脉象和主病分述如下。

（1）浮脉。

【脉象】 轻按即得，重按反减；举之有余，按之稍弱而不空。特点是脉搏显现部位表浅。

【主病】 表证，亦主虚证。

【分析】 浮脉主表，反映病邪在经脉肌表的部位，浮而有力为表实，浮而无力为表虚。外邪袭表，卫阳与之相争，脉气鼓动于外，故应指而浮。若久病体虚者，亦可见浮脉，多浮大无力，多因精血亏损，阴不敛阳或气虚不能内守，脉气浮散于外而致，不可误作表证。

（2）沉脉。

【脉象】 轻按不明显，重按才清晰。特点是脉象显现部位深。

【主病】 里证。有力为里实，无力为里虚。

【分析】 所主里实证可见于气滞血瘀、积聚等，为邪气内郁，气血困阻，阳气被遏，不能浮应于外所致，多脉沉而有力，按之不衰。所主里虚证，多为气血不足，阳气衰微，不能运行营气于脉外所致，多脉沉而无力，愈按愈弱。

（3）弱脉。

【脉象】 极软而沉细。

【主病】 气血阴阳俱虚证。

【分析】 阴血不足，不能充盈脉道，阳衰气少，无力鼓动、推动血行，故脉来沉而细软，而形成弱脉。

（4）迟脉。

【脉象】 脉来迟缓，一息脉来不足四至。特点是单位时间（min）较正常脉搏次数少，每分钟在 60 次以下。

【主病】 寒证。有力为实寒证，无力为虚寒证。

【分析】 寒则血凝，气血运行缓慢，故脉见迟而有力；若阳气虚弱，无力推动血液正常运行，则脉象迟而无力。此外，若邪热内结，脉气郁闭，亦见迟脉，但迟而有力且伴有热结之象。

（5）缓脉。

【脉象】 一息四至，来去怠缓。

【主病】 湿证，脾胃虚弱。

【分析】 湿邪黏滞，气机为湿邪所困；脾胃虚弱，气血乏源，气血不足以充盈鼓动，故缓脉见怠缓。平缓之脉，是为气血充足，百脉通畅。若病中脉转和缓，是正气恢复之征。

（6）数脉。

【脉象】 脉来急促，一息脉来五至以上。特点是单位时间（min）较正常脉搏次数多，每分钟在 90 次以上。

【主病】 热证。有力为实热，无力为虚热。

【分析】 邪热鼓动，血行加速，故见数脉。实热内盛，必数而有力；虚热内生，热则血行加速，但津血不足，故脉数而无力。数大无力，亦可见于气虚证。

（7）疾脉。

【脉象】 脉来急疾，一息七八至。

【主病】 阳极阴竭，元阳将脱。

【分析】 实热证阳亢无制，真阴垂危，故脉来急疾而按之益坚。若阴液枯竭，阳气外越欲脱，则脉疾而无力。

（8）虚脉。

【脉象】 三部脉举按皆无力，为无力脉的总称。

【主病】 虚证。多为气血两虚。

【分析】 气血不足，气不足以运其血，则脉来无力，血不足以充于脉，故脉按之空虚。

（9）实脉。

【脉象】 三部脉举按皆有力，为有力脉的总称。

【主病】 实证。

【分析】 正盛邪实，邪正相搏，气血壅盛，故脉搏动有力。若虚证见实脉，则为真气外越之危候。

（10）滑脉。

【脉象】 往来流利，应指圆滑，如珠走盘。

【主病】 痰饮、食滞、实热。

【分析】 滑乃气血充盛之象，血盛则血流量大，气足则血运有力，是以血行通畅，往来流利，应指而滑。平人脉滑而冲和，是营卫充实之象；病者见滑脉，为邪实壅盛于内，气血涌盛而脉来滑数。若妇人无病而见滑脉，应考虑是否有孕。

（11）涩脉。

【脉象】 往来艰涩不畅，如轻刀刮竹。

【主病】 精亏血少、气滞血瘀、夹食夹痰。

【分析】 精亏血少，不能濡养经脉，血行不畅，脉气往来艰涩，故脉涩而无力；气滞血瘀或食痰胶结，气机不畅，血行受阻，则脉涩而有力。

（12）洪脉。

【脉象】 脉来如波涛汹涌，来盛去衰。特点是脉阔，且波动大。

【主病】 气分热盛，有力为实，无力为虚。

【分析】 内热炽盛，热盛血涌，脉道扩张，故脉洪。若久病气虚，或虚劳、失血、久泄等见洪脉，多洪大无力，此乃阴虚阳外越之象，为邪盛正衰的危症。

（13）细脉。

【脉象】 脉细如线，应指明显，按之不绝。特点是脉体窄，且波动小。

【主病】 气血两虚，诸虚劳损，又主湿证。

【分析】 细脉之因，多因气血两虚所致。营血亏虚，脉道不能充盈；阳气不足，血行乏力，故脉来细小且软弱无力。湿邪阻压脉道，也可见细脉。若温病昏谵见脉细数，是热邪深入营血或邪陷心包的证候。

（14）微脉。

【脉象】 极细极软，按之欲绝，似有若无。

【主病】 阴阳气血诸虚。

【分析】 阳气衰微，无力鼓动，血微则无以充脉道，故见微脉。浮以候阳，轻取之似无为阳气衰；沉以候阴，重取之似无是阴气竭。久病正气损失，气血被耗，正气殆尽，故久病脉微，为气将绝之兆；新病脉微，是阳气暴脱，亦可见于阳虚邪微者。

（15）濡脉。

【脉象】 浮而细软。

【主病】 诸虚，又主湿证。

【分析】 气血两虚，脉行无力，脉道狭小，则见脉浮细软而无力，主虚证。

湿邪内犯，湿气阻压脉道，也可见濡脉。

（16）弦脉。

【脉象】 形直体长，如按琴弦。特点是脉体的硬度大。

【主病】 肝胆病、诸痛、痰饮、疟疾。

【分析】 邪气滞肝，疏泄失常，气机不利，诸痛，痰饮，阻滞气机，脉气因而紧张，则出现弦脉。虚劳内伤，中气不足，肝病乘脾，亦见弦脉。春季健康人常见脉弦而柔和者，不属病脉。

（17）紧脉。

【脉象】 脉来绷急，应指紧张有力，状如牵绳转索。特点是搏动的张力大。

【主病】 寒证、痛证、宿食。

【分析】 寒主收引，阴寒之邪外袭或内闭，阻碍阳气，寒邪与正气相搏，以致脉道紧张而拘急；通则不痛，痛则不通，脉气因而阻滞，故见紧脉；饮食停积胃肠，气机升降受阻，正邪相搏则脉拘而紧。

（18）代脉。

【脉象】 脉来一止，止有定数，良久方来。

【主病】 脏气衰微、风证、痛证、七情惊恐、跌仆损伤。

【分析】 脏气衰微，气血亏损，元气不足，故脉来微弱而止有定数，且歇止时间较长。若逢惊恐、风证、痛证、跌仆损伤而见代脉，多因病致脉气不能衔接所致。

（19）结脉。

【脉象】 脉来迟缓，时而一止，止无定数。

【主病】 阴盛气结、寒痰血瘀、气血虚衰。

【分析】 结脉乃阴寒结聚，或气血痰食凝滞经脉，致使脉气不相连接，故脉来迟缓，偶有停顿。若心阳不足，气血虚弱，血流不畅，也可见脉来缓慢，时有中止。

（20）促脉。

【脉象】 脉来急促，数而时止，止无定数。

【主病】 阳盛实热、气滞血瘀、痰饮食积、虚脱。

【分析】 阳热亢盛，阴阳不和，或痰食瘀血留滞，阻碍气机，皆可见促脉，且促而有力。如真元衰惫，阴血虚少，阴阳不能并充于脉，亦可见促脉，但脉促而无力。

5. 相兼脉与主病

引起疾病的原因是多方面的，疾病的情况是复杂的，故上述诸病脉在临床上往往不是单独存在的，而是数种脉象同时出现，这种数种脉象同见的，称为相兼脉。徐灵胎称之为合脉，有二合脉、三合脉、四合脉之分。一般而言，相兼脉的主病等于组成该相兼脉的各单一脉主病的相合。例如浮紧脉：浮脉主表证，紧脉主寒证，浮紧脉主表寒证；浮数脉：浮脉主表证，数脉主热证，浮数脉主表热证；沉迟脉：沉脉主里证，迟脉主寒证，沉迟脉主里寒证；沉细脉：沉脉主里证，细脉主虚证，沉细脉主里虚证；沉细数脉：沉脉主里证，细脉主虚证，数脉主热证，沉细数脉主虚热证；弦数滑脉：弦脉主肝胆病证，数脉主热证，滑脉主痰湿证，弦数滑脉主肝胆湿热证，或主肝火夹痰证。

6. 诊小儿脉

诊小儿脉，与成人有所不同，因小儿寸口部位狭小，难分寸关尺三部。此外，小儿临诊时容易惊哭，惊则气乱，脉气亦乱，故难于掌握，后世医家多以一指总候三部。操作方法是医生用左手握小儿手，再用右手大拇指按小儿掌后高骨脉上，分三部以定息数。对 4 岁以上的小儿，则以高骨中线为关，以一指向侧滚转寻三部；七八岁可以挪动拇指诊三部；9 岁以上，可以次第下指依寸关尺三部诊脉；16 岁则按成人三部诊脉进行。小儿脉象主病，以浮、沉、迟、数定表、里、寒、热，以有力、无力定虚实，不详求二十八脉。还需指出，小儿肾气未充，脉气止于中候，不论脉体素浮素沉，重按多不见，若重按乃见，便与成人的牢实脉同论。

（二）按诊

按诊是医生用手对患者的肌肤、手足、脘腹及其他病变部位进行触摸按压，以测知局部冷热、润燥、软硬、压痛、痞块或其他异常变化，从而推断疾病部位、性质和病情轻重等情况的一种诊病方法。

1. 按虚里

虚里位于左乳下心尖冲动处，反映宗气的盛衰，若微动不显，多为宗气内虚；若动而应衣，为宗气外泄；若洪大不止或绝而不应，多属危重之象；其动欲绝而无恶兆者，多为悬饮证。

2. 按肌肤

主要是了解肌肤的寒热、润燥及肿胀等。按肌肤的寒热，以辨别邪正的盛衰：一般阳证、热证多肌肤灼热；阴证、寒证多肌肤清凉；手足心灼热较甚者，多属阴虚内热。察肌肤的润燥，可了解患者有汗无汗和津液是否损伤：若肌肤润滑的，多属津液未伤；枯槁或甲错的，多属津液已伤，或有瘀血。重手按压肌肤肿胀，可以辨别水肿和气肿：肌肤肿而发亮，按之凹陷不起的为水肿；若肌肤绷紧，按之即起无痕，则多属气胀。

3. 按手足

按手足，主要是为了探明寒热。手足俱冷，多是阳虚寒盛；手足俱热，多为阳盛热炽。但要注意内热炽盛而阳郁于里不能外达的四肢厥冷，属里热实证。按掌心与掌背温凉可测知病属外感或内伤：手心热盛，多为内伤；手背热盛，多属外感。

诊手足的寒温可测知阳气的存亡。阳虚之证，四肢犹温，是阳气尚存；若四肢厥冷，其病多凶。

在儿科方面，小儿指尖冷主惊厥。中指独热主外感风寒。中指指尖独冷，为麻痘将发之象。

4. 按脘腹

按脘腹，主要是检查脘腹有无压痛及包块。患者感觉脘腹疼痛，按压反觉舒服，局部柔软的，多属虚证；若按之局部坚硬疼痛加剧，甚至拒按的，则多属实证或瘀血疼痛。患者腹部胀满，按之有充实感觉，有压痛，叩之声音重浊的，为实满；腹部膨满，但按之不实，无压痛，叩之作空声的，为气胀，多属虚满。

患者腹部有包块，检查按之有形，痛有定处，这种肿块临床上称为积或癥，病属血分；如按之可散，痛无定处，聚散不定，临床上称为聚或瘕，病属气分。若腹痛绕脐，左下腹部按之有块累累，应考虑燥屎内结。腹有积聚，按之硬，且可移动聚散的，多为虫积。若右侧少腹按之疼痛，尤以重按后突然放手后疼痛更为剧烈的，多为肠痈初起。

表 6–4　二十八脉分类及主病简表

脉纲	脉名	脉象	主病
浮脉类	浮	轻取即得，重取稍弱而不空	表证，亦主虚证
	洪	指下极大如波涛汹涌，来盛去衰	热邪亢盛
	濡	浮而细软	主虚、主湿
	芤	浮大中空，如按葱管	失血伤阴
	散	浮散无根至数不齐	元气离散，脏腑之气将绝
	革	弦急中空，如按鼓皮	失精、亡血
沉脉类	沉	轻取不应，重按始得	里证
	弱	柔细而沉	气血两亏
	伏	重按推筋至骨始得	邪闭、厥证、痛极
	牢	沉按实大弦长	阴寒内盛、疝气、癥瘕
迟脉类	迟	脉来迟缓，一息不足四至	寒证
	缓	一息四至，脉来怠缓	脾虚、湿证
	结	脉来缓慢，时见一止，止无定数	阴盛气结、寒痰血瘀
	涩	往来艰涩，如轻刀刮竹	气滞血瘀、精伤血少
数脉类	数	一息五至以上	热证、虚证
	疾	一息七至以上，脉来急疾	阳极阴竭，元气将脱
	促	脉来急数，时见一止，止无定数	阳盛实热
	动	脉短如豆，滑数有力	痛、惊

续表

脉纲	脉名	脉象	主病
虚脉类	虚	举之无力，按之空虚	虚证
	细	脉细如线，应指明显	气血两虚、湿证
	微	极细极软，似有似无，至数不明	阴阳气血诸虚、阳虚危候
	代	脉来一止，止有定数，良久方来	脏气衰微、跌仆损伤
	短	首尾俱短，不及本位	有力为气郁、无力为气损
实脉类	实	举按均有力	实证
	弦	端直而长，如按琴弦	肝胆病、痛证、痰饮、疟疾
	滑	往来流利，应指圆滑，如珠走盘	痰饮、实热、食滞
	紧	紧张有力，如牵绳转索	寒、痛、宿食
	长	首尾端直，超过本位	阳气有余、热证

五、知识点归纳

（一）四诊总纲

概念：望、闻、问、切四种诊法，通过“司外揣内”收集病情，核心是四诊合参。原理：人体是有机整体，脏腑病变可通过体表征象反映，为辨证论治提供依据。

（二）望诊（四诊之首，自然光下进行）

1. 望神（核心看眼神、面色、神志）

类型	核心表现	意义
得神	神志清、目亮灵活、面色明润	正气充盛，病轻预后好
少神	精神倦怠、气短懒言、面色少华	正气伤，属虚证
失神	神昏谵语 / 精神萎靡、目暗睛迷、大肉脱	正气大伤，病重预后差
假神	久病突转“好转”（如神清、暴食、颧红如妆）	残灯复明，脏腑精气将绝

2. 望色（以面部为主，五色主病）

颜色	主病	关键征象
青	寒证、痛证、瘀血、惊风	唇青伴胸痛（心血瘀阻）、小儿眉间青（惊风）
赤	热证	满面红（实热）、颧潮红（虚热）、戴阳证（嫩红游移）
黄	虚证、湿证、黄疸	萎黄（脾虚）、阳黄（鲜明如橘）、阴黄（晦暗如烟熏）
白	虚证、寒证、失血	苍白（血虚）、淡白（气虚）、苍白伴冷汗（阳气暴脱）
黑	肾虚、水饮、寒证、血瘀	面黧黑（肾阳虚）、面黑而干焦（肾阴亏虚）、眶黑（肾虚 / 水饮）、肌肤甲错（血瘀）

3. 望舌（舌质＋舌苔，先苔后质）

（1）舌质（反映脏腑虚实、气血盛衰）

舌色：淡白（虚 / 寒）、红（热）、绛（邪热入营）、紫（热 / 寒 / 瘀）。

舌形：胖大（水湿）、瘦薄（气血虚）、齿痕（脾虚）、芒刺（邪热盛）。

舌态：强硬（热入心包 / 中风）、痿软（气血 / 阴亏）、颤动（肝风 / 气血虚）。

（2）舌苔（反映病位、病性、津液）

苔色：白（表 / 寒 / 湿）、黄（热 / 里）、灰黑（热极 / 寒盛）。

苔质：薄厚（病邪轻重）、润燥（津液存亡）、腐腻（湿浊 / 胃气）、剥脱（胃阴 / 胃气衰）。

（三）闻诊（听声音 + 嗅气味）

1. 听声音

类别	核心表现	主病
语声	谵语（神昏、声高）→热扰心神；郑声（神昏、语重复）→心气大伤	实证 / 虚证
呼吸	喘（张口抬肩）、哮（喉中鸣）；实喘（声高）、虚喘（声低、呼多吸少）	肺实 / 肾不纳气
咳嗽	咳声重（实证）、咳少黏（燥 / 阴虚）、痰白清（风寒）、痰黄稠（肺热）	寒热 / 虚实
呃逆嗳气	呃逆：高亢（实证）、低微断续（胃气衰）；嗳气：酸腐（食滞）、响亮（肝气犯胃）	胃气上逆

2. 嗅气味

口气：臭秽（胃热）、酸馊（宿食）、腐臭（牙疳 / 内痈）。

排泄物：清稀（寒）、黄稠臭（热）；大便臭秽（热）、小便臊臭（湿热）。

病室：血腥味（出血）、尿臊味（水肿晚期）、烂苹果味（消渴晚期）。

（四）问诊（以《十问歌》为纲，重点问核心症状）

1. 问寒热

类型	表现	主病
恶寒发热	同时出现	表证（风热：热重寒轻；风寒：寒重热轻）
但寒不热	只畏寒	寒证（阳虚 / 寒邪直中）
但热不寒	壮热（高热烦渴）、潮热（阴虚：午后热；阳明：日晡热）	里热证
寒热往来	交替出现	半表半里证 / 疟疾

2. 问汗

自汗（活动后甚）→气虚；盗汗（睡时出）→阴虚；绝汗（大汗伴肢冷）→阳气暴脱。

局部汗：头汗（上焦热 / 虚阳上越）、半身汗（风痰 / 血瘀）。

3. 问疼痛（性质＋部位）

性质：胀痛（气滞）、刺痛（血瘀）、隐痛（气血虚）、冷痛（寒）、灼痛（热）。

部位：头痛（太阳：头项；少阳：头侧）、胸痛（心肺病）、胁痛（肝胆病）、胃痛（寒 / 热 / 瘀）。

4. 问饮食口味

口渴：喜冷饮（实热）、喜热饮（痰饮）、不多饮（阴虚）。

口味：口淡（脾虚）、口苦（热）、口甜（湿热）、口酸（肝胃不和）、口咸（肾病）。

5. 问二便＋经带（女性）

大便：便秘（实热 / 津亏）、泄泻（清稀：寒湿；黄臭：湿热；黎明泻：肾阳虚）。

小便：清长（寒）、短黄（热）、癃闭（湿热/肾虚）。

月经：先期（血热/气虚）、后期（血虚/寒瘀）、崩漏（热/气虚）。

带下：白带（寒湿）、黄带（湿热）、赤带（肝郁化热）。

（五）切诊（脉诊+按诊）

1. 脉诊（寸口诊法，三部九候）

（1）寸口分候：左寸（心）、左关（肝）、左尺（肾）；右寸（肺）、右关（脾）、右尺（命门）。

（2）正常脉象（平脉）：一息 4 ~ 5 至（60 ~ 80 次/分），有胃（从容）、有神（有力）、有根（尺脉沉取有力）。

（3）常见病脉（核心 10 种）

脉象	特点	主病
浮	轻按得，重按减	表证/虚证
沉	重按得，轻按无	里证（有力：实；无力：虚）
迟	一息＜4 至	寒证（有力：实寒；无力：虚寒）
数	一息＞5 至	热证（有力：实热；无力：虚热）
虚	举按无力	气血两虚
实	举按有力	实证
滑	往来流利，如珠走盘	痰饮/食滞/实热
涩	往来艰涩，如刀刮竹	血瘀/精亏
弦	如按琴弦	肝胆病/痛证/痰饮
紧	如牵绳转索	寒证/痛证/宿食

2. 按诊

按虚里：动微（宗气虚）、洪大（危重）。

按肌肤：灼热（热证）、清凉（寒证）；水肿（按凹不起）、气肿（按之即起）。

按脘腹：压痛拒按（实证）、喜按（虚证）；积（有形痛定，血分）、聚（无形痛不定，气分）。

附　医师资格考试大纲
——中医学基础（2023）

主要包括中医学的基本理论、基础知识和诊疗基本原则。

单元	细目	要点
一、中医基本特点	（一）整体观念	概念
	（二）辨证论治	概念
二、中医基础理论	（一）阴阳五行学说	1. 阴阳的概念、基本内容、在中医学中的应用
		2. 五行的概念、基本内容、在中医学中的应用
	（二）脏象学说	1. 概念
		2. 脏腑的生理功能与特性
		3. 五脏之间的关系
		4. 五脏与六腑的关系
	（三）精气血津液学说	1. 精的概念、生成、功能
		2. 气的概念、生成、功能、分类
		3. 血的概念、生成、运行与功能
		4. 津液的概念、生成、输布与排泄、功能
		5. 气血津液的相互关系
三、中医四诊	（一）望诊	1. 望神的方法、临床表现及意义、注意事项
		2. 望色的临床表现及意义、注意事项
		3. 望舌的方法、临床表现及意义、注意事项
	（二）闻诊	1. 听声音（咳嗽、喘、哮、呕吐、嗳气）的临床表现及意义
		2. 嗅气味（口气、二便、经带）的临床表现及意义
	（三）问诊	问诊内容（寒热、汗、疼痛、头身、耳目、睡眠、饮食与口味、口渴与饮水、二便、经带）及临床意义
	（四）切诊	1. 诊脉的部位与方法
		2. 常见脉象及其临床意义
		3. 诊脉的注意事项